全国高等卫生职业教育创新型人才培养"十三五"规划教材

供医学美容技术等专业使用

美容营养学

主　编　黄丽娃　晏志勇
副主编　周晓宏　张　薇　陈　娟　杨立锋
编　者　（以姓氏笔画为序）
　　　　王　倩　江西卫生职业学院
　　　　王　影　白城医学高等专科学校
　　　　孙羽佳　辽宁医药职业学院
　　　　杨立锋　宁波卫生职业技术学院
　　　　张　薇　重庆三峡医药高等专科学校
　　　　陈　娟　湖北职业技术学院
　　　　周晓宏　辽宁医药职业学院
　　　　宗　飞　白城医学高等专科学校
　　　　晏志勇　江西卫生职业学院
　　　　高　媛　长春医学高等专科学校
　　　　高彤彤　江苏开放大学
　　　　黄丽娃　长春医学高等专科学校

华中科技大学出版社
http://www.hustp.com
中国·武汉

内 容 简 介

本书是全国高等卫生职业教育创新型人才培养"十三五"规划教材。

全书共十章。内容包括绪论、营养素与美容、各类食品的营养价值、合理营养与美容、皮肤营养与美容、问题皮肤的营养膳食、肥胖症与消瘦症的营养膳食、美胸丰胸营养与膳食、美容外科与营养膳食、药膳与美容。

本书主要供医学美容技术等专业使用,也可作为从事医学美容的医师、护士及美容医疗相关工作者的参考书。

图书在版编目(CIP)数据

美容营养学/黄丽娃,晏志勇主编. —武汉:华中科技大学出版社,2018.1(2023.7重印)
全国高等卫生职业教育创新型人才培养"十三五"规划教材. 医学美容技术专业
ISBN 978-7-5680-3698-6

Ⅰ.①美… Ⅱ.①黄… ②晏… Ⅲ.①美容-饮食营养学-高等职业教育-教材 Ⅳ.①TS974.1 ②R151.1

中国版本图书馆 CIP 数据核字(2018)第 019219 号

美容营养学		
Meirong Yingyangxue	黄丽娃 晏志勇 主编	

策划编辑:居　颖
责任编辑:陈　晶
封面设计:原色设计
责任校对:马燕红
责任监印:周治超

出版发行:华中科技大学出版社(中国·武汉)　　电话:(027)81321913
　　　　　武汉市东湖新技术开发区华工科技园　　邮编:430223
录　　排:华中科技大学惠友文印中心
印　　刷:武汉市籍缘印刷厂
开　　本:787mm×1092mm　1/16
印　　张:10
字　　数:230 千字
版　　次:2023 年 7 月第 1 版第 8 次印刷
定　　价:39.80 元

本书若有印装质量问题,请向出版社营销中心调换
全国免费服务热线:400-6679-118　竭诚为您服务
版权所有　侵权必究

全国高等卫生职业教育创新型人才培养"十三五"规划教材（医学美容技术专业）编委会

委 员（按姓氏笔画排序）

申芳芳	山东中医药高等专科学校	周　围	宜春职业技术学院
付　莉	郑州铁路职业技术学院	周丽艳	江西医学高等专科学校
孙　晶	白城医学高等专科学校	周建军	重庆三峡医药高等专科学校
杨加峰	宁波卫生职业技术学院	赵　丽	辽宁医药职业学院
杨家林	鄂州职业大学	赵自然	吉林大学白求恩第一医院
邱子津	重庆医药高等专科学校	晏志勇	江西卫生职业学院
何　伦	东南大学	徐毓华	江苏卫生健康职业学院
陈丽君	皖北卫生职业学院	黄丽娃	长春医学高等专科学校
陈丽超	铁岭卫生职业学院	韩银淑	厦门医学高等专科学校
陈景华	黑龙江中医药大学佳木斯学院	蔡成功	沧州医学高等专科学校
武　燕	安徽中医药高等专科学校	谭　工	重庆三峡医药高等专科学校
周　羽	盐城卫生职业技术学院	熊　蕊	湖北职业技术学院

前言

本教材由华中科技大学出版社组织编写,为医学美容技术专业的教学用书。

本教材的编写以专业培养目标为导向,以职业技能的培养为根本,力求体现高职高专教育的特色,理论知识以"必需、够用"为度,强调基本技能的培养,列举了大量实用性强的有利于皮肤美容和纤身瘦体的营养素及食疗方。

美容营养学是通过营养调理,预防和治疗机体的营养不足或过剩,研究平衡膳食以及如何补充生长发育所需的营养,使容貌、体形达到健康美,预防衰老从而延年益寿,并增进人的生命活力、美感的一门交叉学科。

美容营养学是美容医学领域一个新的研究方向,是以营养学和美容学为基础,以人类美容为目的,通过合理营养和特定膳食来防治营养失衡所致的美容相关疾病,从而达到延缓衰老、促进健康的一门应用学科。

本书主要内容分为两大部分:第一部分(第一章至第四章)为美容营养学基础知识,主要内容包括绪论、营养素与美容、各类食品的营养价值、合理营养与美容;第二部分(第五章至第十章)主要内容包括皮肤营养与美容、问题皮肤的营养膳食、肥胖症与消瘦症的营养膳食、美胸丰胸营养与膳食、美容外科与营养膳食、药膳与美容。

本书的编写受益于晏志勇、蒋钰、张春元等主编的书,在此表示衷心的感谢。由于编者水平和经验有限,本书的编写难免有不足之处,恳请同行及读者批评指正。

编 者

目录

第一章　绪论 / 1
第一节　营养学概述 / 1
第二节　美容营养学概述 / 2
第三节　美容营养学的发展简史 / 3
第四节　美容营养学的研究内容 / 4

第二章　营养素与美容 / 5
第一节　蛋白质与美容 / 5
第二节　脂类与美容 / 9
第三节　碳水化合物与美容 / 11
第四节　能量与美容 / 14
第五节　矿物质与美容 / 15
第六节　维生素与美容 / 21

第三章　各类食品的营养价值 / 31
第一节　食品营养价值的评定及意义 / 31
第二节　各类食品的营养价值 / 32
第三节　食品营养价值的影响因素 / 39

第四章　合理营养与美容 / 42
第一节　中国居民膳食营养参考摄入量 / 42
第二节　中国居民营养调查 / 45
第三节　膳食结构与膳食指南 / 49
第四节　合理营养与膳食 / 53

第五章　皮肤营养与美容 / 55
第一节　概论 / 55
第二节　不同皮肤类型与营养 / 57
第三节　不同年龄人群的皮肤与营养 / 59
第四节　不同性别皮肤与营养 / 60
第五节　不同季节与营养膳食 / 62

第六章　问题皮肤的营养膳食 / 65
第一节　衰老皮肤的营养膳食 / 65

第二节　色斑皮肤的营养膳食　　　　　　　　　　　　　　/ 70
　　第三节　痤疮皮肤的营养膳食　　　　　　　　　　　　　　/ 77
　　第四节　皮肤粗糙的营养膳食　　　　　　　　　　　　　　/ 82
　　第五节　酒糟鼻的营养膳食　　　　　　　　　　　　　　　/ 85
第七章　肥胖症与消瘦症的营养膳食　　　　　　　　　　　　　/ 90
　　第一节　肥胖症概述　　　　　　　　　　　　　　　　　　/ 90
　　第二节　肥胖症的营养膳食　　　　　　　　　　　　　　　/ 93
　　第三节　消瘦症概述　　　　　　　　　　　　　　　　　　/ 100
　　第四节　消瘦症的营养膳食　　　　　　　　　　　　　　　/ 101
第八章　美胸丰胸营养与膳食　　　　　　　　　　　　　　　　/ 103
　　第一节　概述　　　　　　　　　　　　　　　　　　　　　/ 103
　　第二节　美胸丰胸营养与丰胸食疗方　　　　　　　　　　　/ 107
第九章　美容外科与营养膳食　　　　　　　　　　　　　　　　/ 113
　　第一节　美容手术与营养膳食　　　　　　　　　　　　　　/ 113
　　第二节　美容手术后预防瘢痕形成及色素沉着的营养膳食　　/ 125
　　第三节　理化美容微创疗法与营养膳食　　　　　　　　　　/ 131
第十章　药膳与美容　　　　　　　　　　　　　　　　　　　　/ 137
　　第一节　概述　　　　　　　　　　　　　　　　　　　　　/ 137
　　第二节　药膳美容的基本原则　　　　　　　　　　　　　　/ 141
　　第三节　常用药膳美容方　　　　　　　　　　　　　　　　/ 143
主要参考文献　　　　　　　　　　　　　　　　　　　　　　　/ 153

第一章 绪 论

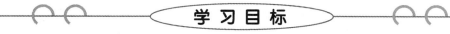

1. 能将营养学知识运用到美容中。
2. 掌握美容营养的概念。
3. 熟悉营养与美容的关系。
4. 了解美容营养学的发展简史及研究内容。

在漫漫历史长河之中,人类从未停止过对健康和美容的追求。各种各样的美容健身方法层出不穷,并且和人类自身一样经历着岁月的积淀和考验。

在世界性美容健身迅猛发展的今天,回归自然,用天然食物来美容已逐渐成为时尚和必然趋势,因此,作为有着五千年历史的中国传统饮食文化结晶的营养美容,随着岁月的变迁而愈加完善。

美容营养亦即食疗美容,是以传统中医理论为基础,与现代营养学的有机结合,利用天然食物所含的营养成分和特殊成分,以"内调外养,表里通达"的手段使人健康美丽的一种美容方法。

营养与每个人有密切关系,健康的肌肤来源于健康的身体,而健康的身体离不开合理的膳食营养。大自然中有取之不尽,用之不竭的美肤健身食品,每个人都可以通过食物来调整自己的身体和皮肤状态。

利用营养食物来美容具有安全、无毒副作用、方便实用、易于坚持等特点。与传统和现代普遍采用的美容方法相比,美容营养更具有无与伦比的独特一面,它强调以健康为本,以保养和预防为主,在改善身体和皮肤状态的同时,彻底消除皮肤"不好"的根源。美容营养更注重美容本质,安全、有效,能真正实现吃出美丽、吃出健康、吃出时尚,使年轻美丽不再是梦。

第一节 营养学概述

营养学是研究人体营养规律及其改善措施的一门学科。所谓的人体营养规律,包括普通成年人在一般生活条件下和在特殊生活条件下,或在特殊环境因素条件下的营养规律。

改善措施包括纯生物科学的措施和社会性措施，既包括措施的实施根据，也包括措施的效果评估。营养吸收过程是人体的一种最基本的生理过程，从关怀人体生理条件及其影响和影响的后果的角度出发，一开始就注意到了营养学的研究，因而营养学是一门很古老的学科。

营养学主要讨论人体能量和营养素的正常需求、特殊生理和特殊劳动条件下的营养和膳食以及提高我国人民营养水平的途径等。营养是维持生命的物质基础，合理营养可以提高劳动效率，膳食中有足够的热量、蛋白质、维生素等营养素，可减轻疲劳、增强体质、提高免疫力，使肌肤健康，保持人体健康美。

营养与许多疾病的发生、发展有着密切关系，若身体缺乏某种营养素，会产生营养缺乏症，如缺乏维生素 A 会出现夜盲症，缺铁会产生缺铁性贫血等。某些营养物质过多也可引起疾病，如食物中胆固醇含量高可导致动脉粥样硬化，高脂肪和高糖膳食可使人肥胖。因此人们应进行合理膳食，以保证人体的合理营养需要。

营养素是指食物中能产生热量或提供组织细胞生长发育与修复的材料，维持机体正常生理功能的物质。人体需要的营养素共有六大类：蛋白质、脂肪、碳水化合物、无机盐、维生素和水。

第二节　美容营养学概述

美丽的容貌离不开合理的营养，而各种营养素的主要来源是食物，所以食物是美容养颜的益友。

皮肤和肌肉的营养成分是以蛋白质为中心的，如果缺乏肉类、蛋类、豆类等食物的摄入，人体的生长发育会迟缓，身体会消瘦，皮肤会松弛，肌肉会萎缩，面部易出现皱纹而显得苍老，还会引起包括皮肤病在内的多种疾病。食物中的大量蛋白质能增强皮肤的弹性，保持面容的红润。

许多种类的新鲜蔬菜、水果等含有多种维生素和矿物质，能调节皮脂腺和汗腺的代谢，改变体液的酸碱度，可使皮肤红润、有光泽，延缓衰老。维生素是皮肤美容不可缺少的物质，如维生素 A 可使皮肤光嫩细致，防止皮肤粗糙、产生皱纹；B 族维生素能促使皮肤健美，防止肥胖；维生素 C 能保持皮肤白嫩，防止黄褐斑；维生素 E 可滋润皮肤、防止干燥，保持肌肤水分。

人体的六大营养素（蛋白质、脂肪、碳水化合物、无机盐、维生素和水）及微量元素、纤维素都是维持人体正常生命活动以及保护皮肤、美化面容不可缺少的物质。所以，合理与平衡膳食可使肌肤健美，延缓衰老，保持人体青春美与健康美。

美容营养学是通过营养调理，预防和治疗机体的营养不足或过剩，研究平衡膳食以及如何补充生长发育所需的营养，使容貌、体形达到健康美，预防衰老从而延年益寿，并增进人的生命活力、美感的一门交叉学科。

美容营养学是美容医学领域一个新的研究方向，是以营养学和美容学为基础，以人类美容为目的，通过合理营养和特定膳食来防治营养失衡所致的美容相关疾病，从而达到延缓衰老、促进健康的一门应用学科。

第三节　美容营养学的发展简史

美容营养即食疗美容，亦即美容药膳，它与药膳同源。可追溯到上古时期，原始人在寻找食物的过程中，经"茹毛饮血""饥不择食"的不断尝试，逐步分清了食与药，到了新石器时代，人类发现用缸储存的粮食经发酵可制成酒，从此发明了造酒业。人类用余粮酿酒，酒既可作为饮料，又为防病治病之品，同时，人类发现饮酒后红光满面，易动情，就把它作为妇女美容的"媚药"。于是出现了药膳的萌芽期，同时开辟了食疗美容的先河。

随着社会的发展，食疗美容由萌芽而渐具雏形。在有文字记载的周朝，《周礼·天官》中就将医生分为食医、疾医、疡医及兽医四种。其中，食医的任务就是根据帝王的身体状况及四季时节的变化，专门为帝王调节饮食，研究如何保健养生、防老、驻颜和防病治病。

东汉时期，《神农本草经》中共列药物和食物365种，其中不乏有美容作用的药物和食物。东汉的张仲景所著的《伤寒杂病论》中也载有美容药膳方，如具有利咽喉、美声色的"柑橘速溶饮"。华佗的《中藏经》中所载的"疗百疾延寿酒"则有乌发驻颜的功效。

到了唐朝，各种美容药膳涌现，如药王孙思邈撰写的《备急千金要方》为我国最早的论食疗专著，其中收集了不少美容药膳方。陈仕良的《食性本草》、李珣的《海药本草》、苏敬的《新修本草》等著作中，都载有许多美容药膳方，有力地推进了美容药膳的发展。

宋代，王怀隐、王祐的《太平圣惠方》中，有许多很好的美容药膳方，很多方剂至今都还在使用；林洪所著的《山家清供》提供了不少有价值的食疗资料，并首次把花粉做成美容药膳。

元代，宫廷御医忽思慧撰写的《饮膳正要》继承了食、养、医结合的优良传统，对每一种食品的叙述都涉及养生、医疗方面的效果和作用，其所载食品基本上都是保健食品，其中抗衰老的处方有29个，方中的地黄膏、天门冬膏等均为著名的驻颜、抗老、防衰的美容药膳方。

明代药物学的出现，推动了美容药膳的发展，李时珍的《本草纲目》中，有许多美容药膳方，仅以酒为例，就有20多种方剂，有用于益发的地黄酒、悦颜色的人参酒等。

清代的食疗著作很多，当时的许多医家十分重视民间药膳的整理，如沈李龙的《食物本草会纂》、柴裔和费伯雄的《食鉴本草》等。此外，清朝王宫贵族中，美容药膳的应用十分普遍，《清宫医案》及《太医院秘藏丸散丹膏方剂》中有不少美容药膳方，如"清宫仙药茶"具有轻身消肿、化浊和中、开郁通脉的作用，是一种很好的减肥药茶，一直在清代宫廷内流传，还有驻颜轻身的"清宫八珍糕"等。

近现代，美容药膳有了长足发展，尤其新中国成立后，不少名医和营养学家对美容药膳的发展均有很大贡献。如王水等人编著的《长寿药粥谱》，翁维健的《药膳食谱集锦》《食补与食疗》，彭铭泉的《大众四季药膳》，时振声等人编著的《宫廷颐养与食疗粥谱》，王峻等著的《延年益寿精方选》等,记载了大量的美容药膳。

随着时代的变迁和社会的发展,人们需要美容的意识越来越强烈,都在寻找天然、无害、作用持久、简便易行、经济实惠的美容方法,这就使营养美容倍受宠爱。

第四节 美容营养学的研究内容

美容营养学是以传统中医理论为基础,与现代营养学有机结合,使人体健康、肌肤健美的一种美容方法。它的主要研究内容包括如下方面。

(1) 营养素与美容。
(2) 各类食品的营养价值。
(3) 合理营养与美容。
(4) 皮肤营养与美容。
(5) 问题皮肤的营养膳食。
(6) 肥胖症与消瘦症的营养膳食。
(7) 美胸丰胸营养与膳食。
(8) 美容外科与营养膳食。
(9) 药膳与美容。

自测题

简答题
1. 什么是营养学?
2. 什么是美容营养学?
3. 营养与美容的关系是怎样的?

(黄丽娃)

第二章 营养素与美容

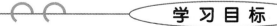

学习目标

1. 了解热量的来源、功能与供给量,蛋白质的分类、脂类的分类、碳水化合物的分类。
2. 熟悉脂溶性维生素与水溶性维生素的种类、常见补充矿物质的食物、常见维生素的生理功能、常见矿物质的生理功能。
3. 掌握维生素 A、C、E 在美容中的作用。

第一节 蛋白质与美容

蛋白质是机体细胞、组织和器官的重要组成结构,是功能因子和调控因子的重要组成成分,为一切生命现象的物质基础,没有蛋白质就没有生命。一个 70 kg 健康成年男性体内约含有 12 kg 蛋白质。人体内的蛋白质始终处于不断水解和不断合成的动态平衡之中,从而达到组织蛋白质更新和修复的目的。

一、分类

蛋白质的组成元素主要有碳、氢、氧、氮和硫,有些蛋白质还含有少量磷或金属元素铁、铜、锌等,个别含有碘元素,蛋白质是体内的主要含氮物。

氨基酸是构成蛋白质的基本单位,自然界中的氨基酸有 300 多种,组成人体蛋白质的氨基酸仅有 20 种,且均属 L-α-氨基酸。营养学上将人体内不能合成或合成速度不能满足机体需要,必须从食物中直接获得的氨基酸称为必需氨基酸。构成人体蛋白质的氨基酸有 20 种,其中异亮氨酸、亮氨酸、赖氨酸、蛋氨酸、苯丙氨酸、苏氨酸、色氨酸和缬氨酸等 8 种氨基酸为必需氨基酸,组氨酸为婴儿的必需氨基酸。

营养学根据蛋白质中必需氨基酸的种类和含量的差异将其分为完全蛋白、半完全蛋白质和不完全蛋白质。

（1）完全蛋白质：亦称优质蛋白质，这类蛋白质含必需氨基酸的种类齐全、营养价值高。不仅能够维持成人的健康，也能促进儿童生长发育，如动物性蛋白质及大豆蛋白质等。

（2）半完全蛋白质：这类蛋白质所含必需氨基酸种类虽齐全，但某些必需氨基酸含量较低，造成蛋白质营养价值降低，可维持生命，不能促进生长发育。大多数植物性蛋白质都是半完全蛋白质。

（3）不完全蛋白质：这类蛋白质所含必需氨基酸种类不全，不能维持生命，也不能促进生长发育，如玉米胶蛋白、动物结缔组织中的胶原蛋白等。

二、生理功能

（一）人体组织的重要组成成分

人体的任何一种细胞、组织、器官都由蛋白质构成（如皮肤、血管、骨骼、毛发、指甲），因此，蛋白质是人体不可缺少的组成成分。

（二）构成人体内重要的生物活性物质

人体内的酶类如过氧化物酶及某些激素如生长激素、胰岛素等本身就是蛋白质，在体内参与重要的生理调节作用。

（三）供给机体能量

当体内碳水化合物缺乏时，蛋白质可被代谢水解，为机体提供能量。1 g 蛋白质在体内可产生 4 kcal（约 16.7 kJ）的能量。

（四）肽类具有某些特殊功能

体内的活性肽能够参与机体的免疫调节、促进矿物质吸收、降血压及清除自由基等功能。

三、膳食中蛋白质营养学评价

由于各种食物中蛋白质的含量及氨基酸模式不同，人体对不同蛋白质的消化、吸收和利用程度也有差异，因此，营养学上从食物的蛋白质含量、蛋白质消化率及蛋白质利用率三个方面对食物蛋白质的营养价值进行评价。

（一）蛋白质含量

蛋白质含量是食物蛋白质营养价值的基础。测定食物中蛋白质的含量一般采用凯氏定氮法，此方法为测定食物中的氮含量，再乘以由氮计算蛋白质的换算系数 6.25，得到食物中蛋白质的含量。

（二）蛋白质消化率

蛋白质消化率是指蛋白质在消化道内被分解的程度。它是反映食物蛋白质在消化道内被分解和吸收的程度的一项指标，蛋白质消化率越高，被机体吸收的数量越多，其营养价值越高。

一般采用动物或人体实验测定，根据是否考虑内源粪代谢氮因素，可分为真消化率和表观消化率。

1. 蛋白质真消化率

考虑粪代谢时的消化率，粪中排出的氮实际上有两个来源：一是来自未被消化吸收的食物蛋白质；二是来自脱落的肠黏膜细胞以及肠道细菌等所含的氮。成人 24 h 内粪代谢氮量一般为 0.9～1.2 g。计算公式如下。

$$蛋白质真消化率(\%)=\frac{食物氮-(粪氮-粪代谢氮)}{食物氮}\times100\%$$

由于粪代谢氮的测定十分烦琐，且难以准确测定，故在实际工作中常不考虑粪代谢氮，特别是当膳食中的膳食纤维含量很少时，可不必计算粪代谢氮；当膳食中含有大量膳食纤维时，成年男子的粪代谢氮值，可按每天 12 mg N/kg 体重计算。

2. 蛋白质表观消化率

不计内源粪的蛋白质消化率，通常以动物或人体为实验对象，在实验期内，测定实验对象摄入的食物氮和从粪便中排出的氮含量，然后按如下计算公式计算。

$$蛋白质表观消化率(\%)=\frac{食物氮-粪氮}{食物氮}\times100\%$$

一般来讲，动物性蛋白质的消化率比植物性蛋白质高，植物性蛋白质由于被纤维素包围，使其与消化酶接触的程度较差，因此消化率低。经过加工烹调，植物性食品纤维素被破坏、软化或去除，其蛋白质消化率也可适当提高。按一般方法烹调时，常用食物蛋白质的消化率分别为奶类 97%～98%、肉类 92%～94%、蛋类 98%、米饭 82%、面包 79%、马铃薯 74%、玉米面窝头 66%。

（三）蛋白质利用率

蛋白质利用率是食物蛋白质营养价值评价常用的生物学方法，指食物蛋白质被消化吸收后在体内被利用的程度。常用来衡量蛋白质利用率的指标有以下几种。

1. 生物价（biological value, BV）

生物价是反映食物蛋白质消化吸收后被机体利用程度的指标，生物价的值越高，表明其被机体利用程度越高，最大值为 100。

$$蛋白质的生物价=\frac{储留氮}{食物氮}\times100\%$$

$$吸收氮=食物氮-(粪氮-粪代谢氮)$$

$$储留氮=吸收氮-(尿氮-尿内源性氮)$$

2. 蛋白质净利用率(net protein utilization, NPU)

蛋白质净利用率是机体的氮储留量与氮食入量之比,表示蛋白质实际被利用的程度。

$$蛋白质净利用率(\%) = 生物价 \times 真消化率 = 储留氮/食物氮 \times 100\%$$

3. 氨基酸评分(amino acid score, AAS)

氨基酸评分又称蛋白质化学评分,是目前广为应用的一种食物蛋白质营养价值评价方法,不仅适用于单一食物蛋白质的评价,还可用于混合食物蛋白质的评价。

参考蛋白质可采用世界卫生组织(WHO)人体必需氨基酸模式。首先将被测食物蛋白中必需氨基酸与参考蛋白质中的必需氨基酸进行比较,比值最低者,为限制氨基酸。由于限制氨基酸的存在,使食物蛋白质的利用受到限制。被测食物蛋白质的第一限制氨基酸与参考蛋白质中同种必需氨基酸的比值即为该蛋白质的氨基酸评分。

$$氨基酸评分 = \frac{被测食物蛋白质每克氮或蛋白质氨基酸含量(mg)}{参考蛋白质的每克氮或蛋白质氨基酸含量(mg)} \times 100$$

表 2-1 为几种食物蛋白质的氨基酸评分。

表 2-1 几种食物蛋白质的氨基酸评分

蛋白质来源	氨基酸含量(mg/g 蛋白质)				氨基酸评分(限制氨基酸)
	赖氨酸	含硫氨基酸	苏氨酸	色氨酸	
WHO/FAO	55	35	40	10	100
谷类	24	38	30	11	44(赖氨酸)
豆类	72	24	42	14	68(含硫氨基酸)
奶粉	80	29	37	13	83(含硫氨基酸)
混合蛋白质	51	32	35	12	88(苏氨酸)

注:混合蛋白质表示含谷类(67%)、豆类(22%)、奶粉(11%)的混合物。

四、蛋白质与美容

1. 蛋白质是构成机体组织不可缺少的生命物质基础

皮肤细胞间的胶原蛋白是构成皮肤的主要成分,皮肤的生长、修复和营养都离不开胶原蛋白。胶原蛋白对水有很强的亲和力,皮肤中保持大量的水分能使皮肤细胞变得丰满,从而使肌肤皱纹减少、皮肤细腻和富有光泽。弹性蛋白维持着人体皮肤的弹性,另外有由蛋白质为主要结构的蛋白多糖如硫酸软骨素及透明质酸等也是皮肤具有弹性的贡献者。因此,摄入足够的蛋白质将有助于增加皮肤的弹性,增其光泽,保其水润,护其健康。若蛋白质缺乏,皮肤将苍白无华、干燥衰老。

2. 蛋白质参与皮肤等组织的新陈代谢活动

皮肤每天进行新陈代谢,由于角质层脱落而失去蛋白质,因而必须及时补充。如果体内长期蛋白质摄入不足,机体会降低对各种致病因子的抵抗力,导致皮肤生理功能的减退。

饮食中缺少蛋白质,身体会把肌肉转化为氨基酸来维持主要器官功能,肌肉因此萎缩,皮肤就会老化而失去弹性,出现皱纹、黄褐斑、干燥、粗糙、瘙痒、衰老,头发稀疏、失去光泽、干枯易断等现象。蛋白质虽是身体必不可缺少的营养,但过量的蛋白质对身体也会造成伤害。过多的蛋白质会变成废物,由肾脏滤过,经血液排出体外,会加重肾脏的负担,所以适量地吸收蛋白质非常关键。

五、蛋白质的参考摄入量及食物来源

我国以植物性蛋白质为主,故成人蛋白质推荐量为每日 1.16 g/kg。按照能量计算,我国成人蛋白质摄入量占膳食总能量的 10%～12%,儿童、青少年为 12%～14%。

蛋白质来源于动物性食物和植物性食物。蛋白质含量高的食物包括动物肝脏、蛋类、瘦猪肉、大豆、奶和奶制品、花生、核桃等,富含胶原蛋白的食物有猪蹄、动物筋腱和猪皮等。

第二节　脂类与美容

脂类是人体需要的重要营养素之一,它与蛋白质、碳水化合物是产能的三大营养素,在供给人体能量方面起着重要作用。脂类也是人体组织细胞的组成成分,如细胞膜、神经髓鞘都必须有脂类参与,适量摄入脂类对满足机体生理需要,促进维生素 A、维生素 E 等脂溶性维生素的吸收和利用,维持人体健康发挥着重要作用。

一、分类

脂类包括脂肪和类脂。

（一）脂肪

脂肪即甘油三酯,是油和脂肪的混合物。一般将常温下呈液态的油脂称为油,而呈固态时将其称为脂肪。脂肪是由甘油和脂肪酸脱水合成而形成的。脂肪酸的羧基中的—OH与甘油羟基中的—H结合而失去一分子水,于是甘油与脂肪酸之间形成酯键,变成了脂肪分子。有双键的脂肪酸称为不饱和脂肪酸,没有双键的则称为饱和脂肪酸。根据人体自身合成或必须由食物提供,又将脂肪酸分成必需脂肪酸和非必需脂肪酸,必需脂肪酸是指机体生命活动必不可少,但机体自身又不能合成,必须由食物供给的多不饱和脂肪酸,如亚油酸和 α-亚麻酸。

（二）类脂

类脂包括磷脂、糖脂和胆固醇及其酯三大类。磷脂是含有磷酸的脂类,包括由甘油构成的甘油磷脂与由鞘氨醇构成的鞘磷脂。在动物的脑、卵和大豆的种子中,磷脂的含量较

多,如卵磷脂。糖脂是含有糖基的脂类。胆固醇及甾类化合物(类固醇)等物质主要包括胆固醇、胆酸、性激素及维生素 D 等。

二、脂类的生理功能

(一)脂肪的生理功能

(1) 储存和供给能量:人体内 1 g 脂肪可产生 9.46 kcal(约 39.6 kJ)的能量。当人体摄入过多能量不能被机体所利用时,就会转变成脂肪储存起来。

(2) 节约蛋白质:脂肪的代谢产物能够促进碳水化合物的能量代谢,充足的脂肪可以保护人体内的蛋白质不被当作能源使用,使其有效发挥其他的生物作用。

(3) 维持人体温度:人体的皮下脂肪具有隔热保温的作用,能够维持体温的正常和恒定。

(4) 保护内脏及润滑皮肤:脂肪能够保护人体内的脏器不受外力伤害,并减少脏器之间相互摩擦,对脏器具有支撑和衬垫的作用;另外,皮脂腺分泌的皮脂对人体皮肤具有润滑的作用。

(5) 改善食物性状、增加饱腹感:脂肪用于烹饪,可以改善原材料的色、香、味、形,达到美观的作用。含脂肪多的食物进入胃后,排空速度减慢,能够增加饱腹感。

(6) 提供必需脂肪酸和脂溶性维生素:食物脂肪中含有人体必需脂肪酸和各类脂溶性维生素,如维生素 A、维生素 D、维生素 E 等,并能促进其吸收。

(二)类脂的生理功能

(1) 提供能量:磷脂和甘油三酯一样也能够提供能量。

(2) 组成细胞膜的重要成分:磷脂和胆固醇都是细胞膜的重要成分。

(3) 改善心脑血管:磷脂能改善脂肪的吸收和利用,防止胆固醇的沉积、促进血液循环,具有防止心脑血管疾病的作用。

(4) 改善神经系统功能:磷脂被机体消化吸收后释放出胆碱,合成乙酰胆碱,促进和改善大脑组织和神经系统的功能。

三、脂类与美容

人体皮下适当的脂肪组织可以起到健美、增加皮肤弹性、滋润皮肤及毛发,使皮肤细腻、有光泽,延缓皱纹的出现,同时能够保护内脏器官免受外力伤害、维持体温恒定的作用。

若人体长期不摄入脂类食物,会导致脂溶性维生素的缺乏,影响蛋白质及糖类的正常代谢,引起生长发育迟缓、骨骼生长障碍、免疫功能低下、大脑反应迟缓及内分泌功能异常等,还可引起皮肤变粗糙、无光泽、弹性下降。

当脂肪摄入过多时,会在身体堆积,引起肥胖,影响形体美观,并会以皮脂的形式排出体外,或储存在毛孔中,长此以往,便会导致粉刺、毛囊炎及酒糟鼻。

动物性油脂摄入过多还会导致血管的粥样硬化,易患冠心病,而一些必需脂肪酸能够降低血胆固醇水平,防止冠心病的发生。

四、脂类的需要量及来源

(1) 需要量:中国营养学会推荐成人脂肪摄入量应占摄入总能量的 20%～30%,必需脂肪酸摄入量不少于总能量的 3%。

(2) 来源:①动物性脂肪:动物体内储存的脂肪,如猪油、牛油、羊油、鱼油、骨髓、肥肉、鱼肝油等;动物乳中的脂肪,如奶油等。②植物性脂肪:植物性脂肪来源主要是从植物中的果实内提取,如芝麻、葵瓜子、核桃、松子仁、黄豆等。

除食用油脂含约 100% 的脂肪外,含脂肪丰富的食品为动物性食物和坚果类。动物性食物以畜肉类含脂肪最丰富,且多为饱和脂肪酸;植物性食物中以坚果类含脂肪量最高,最高可达 50%,不过其脂肪组成多以亚油酸为主,所以是多不饱和脂肪酸的重要来源。

第三节 碳水化合物与美容

碳水化合物是由碳、氢和氧三种元素组成,由于它所含的氢氧的比例为 2∶1,和水一样,故称为碳水化合物。它是为人体提供热量的三种主要的营养素中最廉价的营养素。碳水化合物广泛存在于动植物体内,是维持生命活动所需能量的主要来源,对人类营养的作用非常重要。

一、碳水化合物的分类

碳水化合物根据其化学结构分为糖、寡糖及多糖三大类,其中糖又包括单糖、双糖和糖醇。

(一) 糖

(1) 单糖:不能够被水解的最简单的碳水化合物称为单糖。葡萄糖和果糖是食物中最常见的单糖,果糖是糖类中最甜的糖,其甜度是蔗糖的 1.2～1.5 倍。

(2) 双糖:双糖是由两个单糖分子缩合而成的,如一分子葡萄糖和一分子果糖结合成蔗糖。常见的双糖有蔗糖、乳糖、麦芽糖等。

(3) 糖醇:是单糖还原后的产物。广泛存在于植物中,常用的有木糖醇、麦芽糖醇等。

(二) 寡糖

寡糖又称低聚糖,是由 3 个以上 10 个以下单糖分子通过糖苷键构成的聚合糖。常见的有低聚果糖、低聚木糖及大豆低聚糖等。

（三）多糖

多糖为10个以上单糖分子通过糖苷键聚合而成的聚合物，包括淀粉和膳食纤维两大类。

二、碳水化合物的生理功能

（一）为机体提供能量

碳水化合物是人类最经济、最主要的能量来源，我国营养专家认为碳水化合物产热量占总热量的60%～65%为宜。人体中的碳水化合物主要以葡萄糖、糖原和含糖的复合物三种形式存在，其中葡萄糖是为机体供能的主体，每克葡萄糖产生4 kcal(约16.7 kJ)的热量，葡萄糖供能快，是供应神经系统和心肌的主要能源，对维持神经系统和心脏的正常供能、增强耐力、提高工作效率有重要意义。

（二）构成组织结构及重要的生命物质

每个细胞都有碳水化合物，其含量为2%～10%，主要以糖脂、糖蛋白和蛋白多糖的形式存在，分布在细胞膜、细胞器膜、细胞质以及细胞间质中。除此之外，糖结合物还广泛存在于脑、神经等组织中，抗体、酶和激素等具有重要生理功能的物质也离不开碳水化合物。

（三）节省蛋白质作用

食物中碳水化合物不足，机体组织将用蛋白质产热，影响机体用蛋白质进行合成新的蛋白质和组织更新。体内碳水化合物充足时，不需要蛋白质提供能量，起到保护蛋白质的作用。

（四）血糖调节作用

葡萄糖是维持大脑正常功能的必需营养素，当血糖下降时，脑组织可因缺乏能源而使脑细胞功能受损，造成功能障碍，当碳水化合物摄入多，血糖上升得高。

（五）抗酮体作用

当人体缺乏糖类时，可分解脂类供能，同时产生酮体。酮体可导致酮症酸中毒。

（六）膳食纤维促进肠道健康功能

膳食纤维具有很强的吸水能力，可使肠道中的粪便体积增大，加快其转运速度，减少其中的有害物质接触肠壁的时间。进入大肠的膳食纤维能够诱导益生菌大量繁殖，起到改变肠道菌群的作用，此外膳食纤维还能降低血糖和血胆固醇含量。

三、碳水化合物与美容

碳水化合物是人体主要供能来源,碳水化合物摄入不足时,体内的蛋白质会作为能源大量被消耗,不能充分发挥蛋白质的作用;摄入过量碳水化合物,会导致肥胖的发生,不利于形体美。

膳食纤维在胃内吸水膨胀,使胃排空速率减慢,能够增加饱腹感,从而起到减肥的作用;另外膳食纤维可以增加粪便含水量,降低粪便硬度,刺激肠壁蠕动,促进排便,起到排毒养颜的作用。

四、碳水化合物的参考摄入量及食物来源

碳水化合物的参考摄入量常以可提供能量占总能量的百分比表示。研究表明,碳水化合物占总能量大于80%和小于40%时是不利于健康的。中国营养学会根据中国居民膳食实际情况建议,除了2岁以下的婴幼儿外,碳水化合物提供能量应占膳食总能量的55%~65%,并应含有多种不同种类的碳水化合物。

碳水化合物的主要食物来源有面粉、大米、玉米、土豆、红薯等。谷类一般含碳水化合物60%~80%,薯类含量为15%~29%,豆类为40%~60%。单糖和双糖的主要来源是白砂糖、糖果、糕点、水果、含糖饮料和蜂蜜等。全谷类、蔬菜水果等富含膳食纤维,一般含量在3%以上。常见食物碳水化合物含量见表2-2。

表2-2 常见食物碳水化合物含量

食物名称	碳水化合物含量/g	食物名称	碳水化合物含量/g
白砂糖	99.9	面包	58.1
冰糖	96.6	绿豆	55.6
藕粉	92.9	馒头(蒸,标准粉)	48.3
面条(干)	77.5	木耳(黑木耳)	35.7
稻米	76.8	枣(鲜)	28.6
蜂蜜	75.6	花生仁(炒)	21.2
煎饼	74.7	马铃薯	16.5
挂面(标准粉)	74.4	葵瓜子(炒)	12.5
黄米	72.5	梨	7.3
小麦粉(标准)	71.5	甜瓜(香瓜)	5.8
饼干	69.2	牛奶	3.4
玉米(白,苞谷)	66.7	芹菜(茎)	3.3
糕点	61.2	白菜	3.1
苦荞麦粉	60.2	鲜贝	2.5

注:以上食物均以100 g计。

第四节 能量与美容

（一）能量的单位

能量的国际单位是焦耳(J)，还可以用千焦耳(kJ)，而目前营养学上应用更多的单位是千卡(kcal)，两种能量单位的换算关系如下。

$$1 \text{ kJ} \approx 0.239 \text{ kcal}, \quad 1 \text{ kcal} \approx 4.184 \text{ kJ}$$

（二）产能营养素及其能量系数

食物中的碳水化合物、脂肪和蛋白质在体内氧化后为人体提供能量，称为"产能营养素"。每克产能营养素体内氧化产生的能量值称之为能量系数。1 g 碳水化合物、脂肪和蛋白质在体内氧化时平均产生的热量分别为 17.15 kJ、39.54 kJ 和 18.2 kJ。

（三）影响人体热能需要量的因素

人体每天消耗的能量主要用于基础代谢、体力活动、食物热效应及生长发育等方面需要。

(1) 基础代谢的能量消耗：用于维持基础代谢状态所消耗的能量，是指维持机体最基本的生命活动所需要的能量消耗，即人体在安静、清醒、空腹 12 h、放松状态下的能量消耗。基础代谢率(BMR)是指每小时每平方米体表面积人体基础代谢消耗的能量。

(2) 体力活动的能量消耗：体力活动是指由骨骼肌收缩引起的导致能量消耗的身体运动。体力活动是人体能量消耗的主要因素。通常情况下，由各种体力活动所消耗的能量占人体总能量消耗的 15%～30%，随人体活动量增加，能量消耗大幅增加。

(3) 食物热效应的能量消耗：食物热效应(TEF)是指人体摄食过程中引起的额外能量消耗，又称食物特殊动力作用。其高低与食物营养成分、进食量和进食频率有关。三种供能物质的食物热效应不同，蛋白质的食物热效应为它所供能量的 30%～40%，脂肪为 4%～5%，碳水化合物为 5%～6%。

(4) 生长发育的能量消耗：婴幼儿和儿童生长发育所需要的能量主要包括机体生长发育中形成新组织需要的能量。孕妇由于子宫变化和胎盘发育、胎儿生长、自身体脂储备以及母乳分泌等原因导致能量消耗增加。

（四）能量参考摄入量及食物来源

能量参考摄入量与年龄、性别、生理状态和人体劳动强度密切相关。

我国成年人膳食碳水化合物提供的能量应占总能量的 55%～65%，脂肪占 20%～30%、蛋白质占 10%～12% 为宜。年龄越小，蛋白质供能占总能量的比重要适度增加，成年人脂肪摄入量不宜超过总能量的 30%。

平时摄入的碳水化合物主要是多糖,在米、面等主食中含量较高,摄入碳水化合物的同时,能获得蛋白质、脂类、维生素、矿物质、膳食纤维等其他营养物质,而摄入单糖或双糖如蔗糖,除能补充热量外,不能补充其他营养素。

第五节 矿物质与美容

一、概述

矿物质是人体中除了碳、氧、氢、氮外的各种元素的总称,也叫无机盐,是人体必需的六大营养素之一,已发现有 20 余种元素是构成人体组织、维持生理功能、生化代谢所必需的。矿物质大致可分为常量元素和微量元素两大类。人体必需的矿物质有钙、磷、镁、钾、钠、硫、氯 7 种,其含量占人体 0.01% 以上或膳食摄入量大于 100 mg/d,被称为常量元素或宏量元素。微量元素是指其含量占人体 0.01% 以下或膳食摄入量小于 100 mg/d 的矿物质,铁、锌、铜、钴、钼、硒、碘、铬 8 种为人体必需的微量元素,锰、硅、镍、硼和钒 5 种是人体可能必需的微量元素。还有一些微量元素有潜在毒性,一旦摄入过量可能对人体造成病变或损伤,但在低剂量下对人体又是可能的必需微量元素,这些微量元素主要有氟、铅、汞、铝、砷、锡、锂和镉等。

矿物质是构成机体组织的重要原料,如钙、磷、镁是构成骨骼、牙齿的主要原料。矿物质也是维持机体酸碱平衡和正常渗透压的必要条件。人体内有些特殊的生理物质如血液中的血红蛋白、甲状腺素等需要铁、碘的参与才能合成。

矿物质在人体内不能自行合成,必须通过膳食进行补充。在我国居民膳食中较易缺乏的矿物质主要有钙、铁、锌、碘、硒。

二、常见的必需微量元素

(一) 钙

钙是人体中含量最多的无机盐组成元素,占体重的 1.5%~2.0%。其中 99% 的钙以骨盐形式存在于骨骼和牙齿中,其余分布在软组织中,细胞外液中的钙仅占总钙量的 0.1%。骨是钙沉积的主要部位,所以有"钙库"之称。骨钙主要以非晶体的磷酸氢钙和晶体的羟磷灰石两种形式存在,其组成和物化性状随人体生理或病理情况而不断变动。新生骨中磷酸氢钙比陈旧骨多,骨骼成熟过程中逐渐转变成羟磷灰石。骨骼通过不断的成骨和溶骨作用使骨钙与血钙保持动态平衡。

1. 钙的生理功能

(1) 人体骨骼和牙齿的主要组成成分。

(2) 钙能够维持人体细胞膜的稳定性,使细胞膜发挥正常的生理功能。

(3) 钙可以参与神经和肌肉的活动。

(4) 促进血液凝固:凝血因子Ⅳ就是钙离子,能够促进血液凝固,去除钙离子后血液不能凝固。

(5) 钙离子调节许多机体酶的活性。

2. 钙的缺乏与摄入过量

(1) 缺乏:儿童长期缺钙和维生素 D 不足可出现生长发育迟缓,骨软化、骨骼变形,严重的可引起佝偻病;中老年人年龄逐渐增长,体内钙丢失快,易出现骨质疏松症,缺钙时易患龋齿,影响牙齿质量。

(2) 摄入过量:钙毒性很小,无明显毒副作用,但过量摄入也会产生不良反应,高钙尿易导致肾结石,极少出现高钙血症,当摄入大量的钙并同时服用可吸收碱,可能出现肌张力松弛、便秘、恶心、昏迷甚至死亡。

3. 钙的参考摄入量及来源

2013 年中国营养学会推荐的成人钙的适宜摄入量(AI)为 800 mg/d,婴幼儿、儿童、孕妇、乳母及老人可适当增加钙的摄入量,其适宜摄入量见表 2-3。4 岁以上者可耐受最高摄入量(UL)为 2000 mg/d。

表 2-3　中国居民膳食钙参考摄入量(DRIs)　　　　　　单位:mg/d

年龄/岁	AI	UL	年龄/岁	AI	UL
0～	200	1000	18～	800	2000
0.5～	250	1500	50～	1000	2000
1～	600	1500	孕妇		
4～	800	2000	早期	800	2000
7～	800	2000	中期	1000	2000
11～	1200	2000	晚期	1000	2000
14～	1000	2000	乳母	1000	2000

奶及奶制品不但含钙丰富,且吸收率高,是补钙的良好来源。其次,蛋黄和鱼贝类含钙量很高,泥鳅、蚌、螺、虾皮含钙量也极高,海产品如虾皮、海带、紫菜,植物性食物以大豆类制品、硬果类食物(如花生仁、核桃仁),蔬菜中的金针菇、萝卜、香菇、木耳、西蓝花、芥蓝、苋菜、菠菜等钙含量都比较高。

(二) 铁

铁是人体含量的必需微量元素,成人体内铁的总量为 4～5 g,其中 72% 以血红蛋白、3% 以肌红蛋白、0.2% 以其他化合物形式存在,其余则为储备铁,以铁蛋白的形式储存于肝脏、脾脏和骨髓的网状内皮系统中,约占总铁量的 25%。

1. 铁的生理功能

(1) 铁参与氧的运输和储存:红细胞中的血红蛋白是运输氧气的载体;铁是血红蛋白的组成成分,与氧结合,运输到身体的各个部位;人体内的肌红蛋白存在于肌肉之中,含有亚铁血红素,也结合着氧,是肌肉中的"氧库"。

(2) 铁可以维持人体正常的造血功能:体内的铁主要存在于红细胞中,铁可以参与血红蛋白的合成。

(3) 铁是许多酶和免疫系统化合物的成分,维持正常的免疫功能。

2. 铁的缺乏与摄入过量

(1) 缺乏:膳食中长期铁供给不足,可引起体内铁缺乏,严重导致缺铁性贫血,主要见于婴幼儿、孕妇及乳母。缺铁初期,患者无明显的自觉症状,随着病情的发展,出现不同程度的缺氧症状。轻度贫血患者自觉经常头晕耳鸣、注意力不集中、记忆力减退及面色、眼睑和指(趾)甲苍白,还有儿童身高和体重增长缓慢。严重贫血时可出现心脏扩大、心电图异常,甚至心力衰竭等贫血性心脏病的表现。儿童可出现偏食、异食癖、反应迟钝、智力下降、学习成绩下降、易怒不安、易发生感染等。

(2) 摄入过量:铁过量主要见于原发性铁过量。铁过量主要损害肝脏,引起肝纤维化和肝母细胞瘤,并可导致多种器官的肿瘤,亦能增加心血管疾病和动脉粥样硬化的风险。

3. 铁的参考摄入量及来源

健康成年女性受月经影响,铁的摄入量要高于健康成年男性,孕妇及乳母铁的需要量适当增加。我国居民不同年龄和生理状况的膳食铁参考摄入量见表2-4。

表2-4 中国居民膳食铁参考摄入量(DRIs)　　　　　　　　　　　单位:mg/d

年龄/岁	性别	AI	UL	年龄/岁	性别	AI	UL
0~		0.3	—	18~	男	12	42
0.5~		10	—		女	20	42
1~		9	25	50~		12	42
4~		10	30	孕妇			
7~		13	35	早期		20	42
11~	男	15	40	中期		24	42
	女	18	40	晚期		29	42
14~	男	16	50	乳母		24	42
	女	18	50				

动物性食物含铁丰富且生物利用率高,如动物肝脏、动物血液、各种瘦肉,蛋黄含铁丰富,但吸收率较低;其次,植物性食品黑木耳、紫菜、海带中铁的含量丰富,芝麻酱、大豆含铁量均较高。蔬菜和牛奶及奶制品中含铁量不高且生物利用率较低。

(三) 锌

成人体内含锌量为 2~3 g，成人每日需锌 5~20 mg。锌分布于人体所有组织器官体液及分泌物中。

1. 锌的生理功能

（1）人体内金属酶的组成成分或酶的激活剂：锌是人体内 200 多种酶的组成成分，并参与核酸、蛋白质及糖类的生物合成。

（2）促进人体生长发育和组织再生：人体的生长发育、伤口的愈合都需要锌的参与，儿童缺锌生长发育缓慢，严重者出现缺锌性侏儒症。

（3）皮肤保健作用：锌能维持皮肤的弹性，使皮肤润泽柔软。

（4）增强机体免疫功能：锌有纠正免疫缺陷和增强免疫的作用。

（5）增进食欲：锌缺乏可影响味觉和食欲，出现味觉减退，甚至发生异食癖。

2. 锌的缺乏与摄入过量

（1）缺乏：锌缺乏可导致食欲减退、异食癖、生长发育缓慢甚至停滞等症状。儿童长期缺锌可导致侏儒症，成人长期锌缺乏可导致免疫功能降低、性功能减退、皮肤粗糙等症状。

（2）摄入过量：盲目补锌可引起锌过量或锌中毒，锌过量可干扰铜、铁及其他微量元素的吸收和利用，并可损害机体免疫功能。成人一次摄入 2 g 以上锌可发生锌中毒。

3. 锌的参考摄入量及来源

中国营养学会推荐锌膳食参考摄入量见表 2-5。RNI 为膳食营养推荐摄入量。

表 2-5　中国居民膳食锌参考摄入量(DRIs)　　　　　　　单位：mg/d

年龄/岁	性别	RNI	UL	年龄/岁	性别	RNI	UL
0~		2.0	—	18~	男	12.5	40
0.5~		3.5	—		女	7.5	40
1~		4.0	8	50~	男	12.5	40
4~		5.5	12		女	7.5	40
7~		7.0	19	孕妇			
11~	男	10	28	早期		9.5	40
	女	9.0	28	中期		9.5	40
14~	男	11.5	35	晚期		9.5	40
	女	8.5	35	乳母		12	40

锌的来源广泛，主要来源于肉类（包括动物肝脏）、海鲜、蛋类、乳制品、麦芽等食物，蔬菜及水果含锌较低。植物中的锌较动物组织中的锌难以吸收和利用。

(四) 碘

健康成人体内含碘量为 15~20 mg，其中 70%~80% 分布在甲状腺组织中。甲状腺组织含碘量随着年龄、碘摄入量及腺体的活动性不同而不同,健康成人甲状腺组织内含碘量为 8~15 mg,其中包括甲状腺素(T4)、三碘甲状腺原氨酸(T3)、一碘酪氨酸(MIT)、二碘酪氨酸(DIT)及其他碘化物。血液中含碘量为 30~60 μg/L,主要为蛋白结合碘(PBI)。

1. 碘的生理功能

碘在人体内的作用主要是参与甲状腺激素的合成,甲状腺激素能够促进蛋白质合成、促进人体生长发育、调节能量转换、维持中枢神经系统的结构和功能、促进维生素的吸收和利用、调解组织中的水盐代谢、促进糖和脂肪代谢等。

2. 碘的缺乏与摄入过量

(1)缺乏:成人缺碘可引起甲状腺肿,孕妇严重缺碘可影响胎儿神经、肌肉的发育,婴幼儿缺碘可引起生长发育迟缓、智力低下,严重者发生呆小症(克汀病)。对甲状腺肿和呆小症的有效防治途径为食盐加碘、食用油加碘及自来水加碘。

(2)摄入过量:长期高碘摄入可引起高碘性甲状腺肿,此外还可引起碘性甲状腺功能亢进、甲状腺功能减退、桥本氏甲状腺炎。

3. 碘的参考摄入量及来源

中国营养学会推荐每人每日碘的参考摄入量见表 2-6。

表 2-6　中国居民膳食碘参考摄入量(DRIs)　　　　　　　　单位:μg/d

年龄/岁	RNI	UL	年龄/岁	RNI	UL
0~	85	—	18~	120	600
0.5~	115	—	50~	120	600
1~	90	—	孕妇		
4~	90	200	早期	230	600
7~	90	300	中期	230	600
11~	110	400	晚期	230	600
14~	120	500	乳母	240	600

海产食物如海带、紫菜、海鱼、海虾、海参、干贝等含碘丰富,是碘良好的来源。

三、微量元素与美容

人体内的微量元素虽然含量极少,但它们作为酶、激素、维生素、核酸的组成成分,参与生命的代谢过程,对人体健康起着重要的作用。微量元素的缺乏可使体内生理、生化过程发生变化,使体内失去平衡而出现疾病。

(一)铁与美容

铁是人体造血的重要原料,参与人体血红蛋白的合成,体内铁缺乏可引起缺铁性贫血,颜面苍白,失去红润的肤色,毛发干枯、脱落;皮肤干燥、皱缩;指(趾)甲缺乏光泽、脆薄易裂,重者指(趾)甲变平,甚至凹下呈勺状(反甲)。

(二)锌与美容

人体的生长发育、伤口的愈合都需要锌的参与,儿童缺锌生长缓慢,严重者出现缺锌性侏儒症,人体内缺锌伤口愈合缓慢,易感染并形成瘢痕,影响美观。锌具有明显的皮肤保健作用,能维持皮肤的弹性,使皮肤润泽柔软,体内锌缺乏可导致皮肤粗糙干裂。由于锌在视网膜中含量很高,因此,锌缺乏的人目光呆滞,严重者造成视力障碍。

(三)钙与美容

钙是人体骨骼和牙齿的主要成分,儿童长期缺钙和维生素 D 不足可出现生长发育迟缓、骨软化、骨骼变形,严重的可引起佝偻病;中老年人易出现骨质疏松症,缺钙时易患龋齿,不利于机体的健美。

(四)碘与美容

碘在人体内的作用主要是参与甲状腺激素的合成,促进人体生长发育、维持中枢神经系统的结构和功能、维护皮肤及毛发的光泽。

(五)铜与美容

铜是体内多种酶的辅基,也是血浆铜蓝蛋白的组成部分,铜蓝蛋白可催化 Fe^{2+} 氧化成 Fe^{3+},在血浆中转化为运铁蛋白,促进铁剂的利用,增强造血机能,提高人体免疫力。铜参与胶原蛋白的形成,从而促进结缔组织的形成,保持皮肤弹性,维护皮肤的健美。

铜缺乏时,会影响相关酶的活性,出现一些神经症状;影响铁的吸收和利用,导致缺铁性贫血、面色苍白、体弱无力、皮肤干燥变粗、失去原有的弹性和柔润,皮肤白斑等,影响皮肤的健美。

(六)硒与美容

由于硒是谷胱甘肽过氧化物酶的重要组成部分,所以硒在机体中存在就不易产生自由基,甚至能清除自由基。血硒浓度降低或血谷胱甘肽过氧化物酶活性降低,可引起某些皮肤疾病,如脂溢性皮炎、白癜风。硒还可以加强维生素 E 的抗氧化作用,促进皮肤细胞生长,延缓皮肤衰老。缺乏硒皮肤皱纹增加,皮肤衰老加快。

(七)氟

氟是骨骼和牙齿中的正常成分,使牙齿光滑、坚硬、耐酸、耐磨,因而有防止龋齿发生的作用。适量的氟可减少尿钙排出,增加骨密度,有利于预防老年性骨质疏松症。

长期摄入过量氟可致氟骨症、氟斑牙等中毒现象,表现为骨骼变形、韧带钙化、牙齿变脆及颜色改变等,影响牙齿美观。

第六节 维生素与美容

一、概述

维生素是维持机体生命活动过程所必需的一类微量低分子有机化合物。这类物质在体内既不是构成身体组织的原料,也不是能量的来源,而是一类调节物质,在物质代谢中起重要作用。

维生素一般以其本体形式或以能被机体利用的前体形式存在于天然食物中,大多数维生素在机体内不能合成,也不能大量储存在机体中,必须由食物提供。

(一) 分类

各种维生素化学结构不同,生理功能各异,根据其溶解性将维生素分为两类,即脂溶性维生素和水溶性维生素。

(1) 脂溶性维生素:指不溶于水而溶于脂肪及有机溶剂(如苯、乙醚及三氯甲烷等)的维生素。包括维生素 A、D、E、K。它们在食物中与脂类共存,其吸收与肠道中的脂类密切相关。

(2) 水溶性维生素:指可溶于水的维生素。包括 B 族维生素和维生素 C。水溶性维生素在体内储存量极少,除维生素 B_{12} 外,均可轻易从尿中排出,大多数的水溶性维生素以辅酶的形式参与机体的物质代谢。

(二) 维生素缺乏的原因

(1) 食物供应严重不足,摄入不足:如食物种类单一、储存不当、烹饪破坏等导致维生素缺乏。

(2) 吸收利用率降低:如消化系统疾病或摄入脂肪量过少从而影响脂溶性维生素的吸收。

(3) 维生素需要量相对增高:如妊娠和哺乳期妇女、儿童及特殊工种、特殊环境下的人群对维生素的需要量相对增高。

二、常见维生素

(一) 维生素 A

维生素 A 又称为抗干眼病维生素,是指含有视黄醇结构,并具有其生物活性的一大类物质。维生素 A 在体内的活性形式包括视黄醇、视黄醛和视黄酸。天然维生素 A 是以游离型或脂肪酸酯的形式只存在于动物界,特别是在水生动物的肝脏中,植物中不含维生素A,但有大量的维生素A原胡萝卜素,进入机体后可转化成维生素A。

1. 维生素A的生理功能

(1) 维持正常视觉功能:人视网膜杆状细胞内含有感光物质视紫红质,维生素A是视紫红质的构成成分,因此,人的暗视觉与其体内维生素A的营养状况有很大关系。

(2) 参与糖蛋白的合成,维持上皮组织的功能:维生素A在上皮组织的生长分化中起着重要的作用。

(3) 促进生长发育,维持生长功能:维生素A能促进骨骼及牙齿发育。

(4) 增强机体免疫反应和抵抗力:维生素A通过调节细胞和体液免疫来提高机体的免疫功能。

(5) 抗氧化作用:类胡萝卜素能捕捉自由基,提高机体抗氧化能力。

(6) 有效预防肿瘤:维生素A及其衍生物有预防肿瘤作用。

2. 维生素A的缺乏与摄入过量

(1) 缺乏:维生素A缺乏的发生率远高于摄入过量,婴幼儿及儿童缺乏较成人常见。

①眼部症状:维生素A缺乏最早的症状是暗适应力下降,严重者可发展为夜盲症;维生素A缺乏可引起干眼病,严重者可失明。儿童维生素A缺乏时,在贴近角膜两侧和结膜外侧的位置可因干燥而出现皱褶,角化上皮堆积,形成大小不等的形状似泡沫状的白斑,即毕脱斑,是儿童缺乏维生素A最重要的临床诊断体征。

②其他症状:维生素A缺乏可引起机体不同组织上皮干燥、增生及角化,如出现皮肤干燥、毛囊角化过度、毛囊丘疹与毛发脱落等,还可出现食欲降低、容易感染、免疫功能降低,儿童还可影响生长发育。

(2) 摄入过量:包括急性、慢性中毒及致畸毒性。

①急性中毒:见于一次大量或多次连续摄入维生素A,早期症状为恶心、呕吐、视物模糊、婴儿囟门凸起,剂量更大时出现嗜睡、反复呕吐,停服后症状消失。极大剂量维生素A(12 g,RNI 的 13000 倍)可致命。

②慢性中毒:常见,常见症状为头痛、食欲下降、肝大、长骨末端外周部分疼痛、肌肉疼痛和僵硬、呕吐、昏迷等。

③致畸毒性:维生素A摄入过量,可导致流产、出生缺陷。

3. 维生素A的参考摄入量及来源

(1) 参考摄入量:维生素A摄入量单位曾经用国际单位UI表示,现在用视黄醇当量(RE)来表示,常用的换算关系如下。

$$1 \mu g \text{ 视黄醇当量} = 1 \mu g \text{ 维生素A}$$

我国成人维生素A推荐摄入量(RNI):男性 800 μg RE/d,女性 700 μg RE/d。

(2) 来源:动物的肝、肾、蛋及奶中都有维生素A,尤以肝中最丰富,绿色蔬菜及红黄色蔬菜与水果中有胡萝卜素,但各种胡萝卜素的生物效用不一样,以 β-胡萝卜素最高。

(二) 维生素D

维生素D又称抗佝偻病维生素,是指具有钙化醇生物活性的一大类物质,主要包括维

生素 D_2(麦角钙化醇)和维生素 D_3(胆钙化醇)。维生素 D_2 的前体为麦角固醇,维生素 D_3 的前体为 7-脱氢胆固醇,在紫外线作用下进行转变。

1. 维生素 D 的生理功能

(1) 调节血钙平衡:维生素 D 内分泌系统的主要调节因素为 $1,25\text{-}(OH)_2\text{-}D_3$、甲状旁腺素、降钙素及血钙和磷的浓度。血钙水平降低时,甲状旁腺素升高,$1,25\text{-}(OH)_2\text{-}D_3$ 增多,通过对小肠、肾脏、骨骼等器官的作用升高血钙水平;体内血钙水平过高时,甲状旁腺素降低,降钙素分泌增加,尿中钙和磷排出增加。

(2) 促进肾小管对钙磷的重吸收:维生素 D 能促进肾小管对钙磷的重吸收,减少丢失,对磷的重吸收作用要更明显。

(3) 参与机体多种功能的调节:维生素 D 具有激素的功能,调节生长发育、细胞分化、免疫、炎性反应等功能。

2. 维生素 D 的缺乏与摄入过量

(1) 缺乏:维生素 D 缺乏影响骨骼钙化,婴幼儿将出现佝偻病,成人出现骨质软化症、骨质疏松症及手足痉挛症。

①佝偻病:维生素 D 缺乏致骨骼不能正常钙化,婴幼儿出现"X"或"O"形腿,"鸡胸""肋骨串珠",囟门闭合延迟,出牙延迟,易形成龋齿。

②骨质软化症:主要见于成人和老人,表现为骨质软化容易变形、孕妇容易出现骨盆变形导致难产发生。

③骨质疏松症:见于老年人,易引起骨折。

④手足痉挛症:表现为肌肉痉挛、小腿抽筋、惊厥等。

(2) 摄入过量:造成的主要毒副作用是血钙过多,早期征兆主要包括痢疾或便秘、头痛、没有食欲、头昏眼花、走路困难、肌肉骨头疼痛,以及心律不齐等,晚期出现动脉、心肌、肺脏、肾脏、气管等软组织转移性钙化和肾结石,严重者可致死。

3. 维生素 D 的参考摄入量及来源

(1) 参考摄入量:在钙磷供给量充足的情况下,维生素 D 的推荐摄入量为儿童、孕妇、乳母、老人 $10~\mu g/d$,成人 $5~\mu g/d$。

(2) 来源:维生素 D 最经济有效的来源是经常晒太阳,阳光不足地区可用紫外线灯代替。深海鱼、肝、蛋黄等动物性食品及鱼肝油制剂富含维生素 D,母乳及牛奶制品维生素 D 含量少,因此,以奶制品为主的婴幼儿要适量补充鱼肝油,以满足生长发育的需要。

(三) 维生素 E

维生素 E 又称为生育酚,是有 8 种化合物形式的脂溶性维生素,为重要的抗氧化剂。维生素 E 包括生育酚和三烯生育酚两类共 8 种化合物,即 α、β、γ、δ 生育酚和 α、β、γ、δ 三烯生育酚,α-生育酚是自然界中分布最广泛、含量最丰富、活性最高的维生素 E 形式。

1. 维生素 E 的生理功能

(1) 促进生殖:维生素 E 能促进性激素分泌,使男子精子活力和数量增加;使女子雌性激素浓度增高,提高生育能力,预防流产。维生素 E 缺乏时会出现睾丸萎缩和上皮细胞变性,孕育异常。在临床上常用维生素 E 治疗先兆流产和习惯性流产。

(2) 抗自由基氧化作用:维生素 E 与其他抗氧化物质及抗氧化酶组成抗氧化体系,可有效对抗体内氧自由基,保护生物膜及其他蛋白质免受自由基的攻击。

(3) 有效预防衰老:维生素 E 能抑制过氧化脂质生成,祛除黄褐斑;抑制酪氨酸酶的活性,从而减少黑色素生成。酯化形式的维生素 E 还能消除由紫外线、空气污染等外界因素造成的过多的氧自由基,起到延缓光老化、预防晒伤和抑制日晒红斑生成等作用。

(4) 抑制血小板聚集:维生素 E 能够抑制磷脂酶 A_2 的活性,使血小板血栓素 A_2 的释放减少,从而降低心肌梗死和脑梗死的危险性。

(5) 抗肿瘤作用:维生素 E 的抗肿瘤作用可能与抑制细胞分化、生长相关的蛋白酶活性相关。

(6) 对眼睛的影响:维生素 E 可抑制眼睛晶状体内的过氧化脂质反应,使末梢血管扩张,改善血液循环,预防近视发生和发展。

2. 维生素 E 的缺乏与摄入过量

(1) 缺乏:低体重早产儿、血 β-脂蛋白缺乏症、脂肪吸收障碍的患者可有维生素 E 的缺乏。维生素 E 缺乏时,人体代谢过程中产生的自由基,不仅可引起生物膜脂质过氧化,破坏细胞膜的结构和功能,形成脂褐素,而且使蛋白质变形,酶和激素失活,免疫力下降,代谢失常,促使机体衰老。另外,维生素 E 缺乏时男性睾丸萎缩不产生精子,女性胚胎与胎盘萎缩引起流产,阻碍脑垂体调节卵巢分泌雌激素等诱发更年期综合征、卵巢早衰,还可出现视网膜退变、溶血性贫血、肌无力、神经退行性变等。

(2) 摄入过量:大剂量(800~3200 mg/d)维生素 E 可引起中毒,如肌无力、视物模糊、复视、恶心、腹泻等。每天补充维生素 E 不应超过 400 mg。

3. 维生素 E 的参考摄入量及来源

(1) 参考摄入量:维生素 E 的活性可用 α-生育酚当量(α-TE)表示,我国成人维生素 E 的适宜摄入量为每天 14 mg 总生育酚。

(2) 来源:富含维生素 E 的食物有植物油、坚果、小麦胚芽、种子类、豆类及谷物类,肉类、乳类、蛋类、果蔬中含量较少。

(四) 维生素 B_1

维生素 B_1 又称为硫胺素、抗脚气病因子、抗神经炎因子,是由嘧啶环和噻唑环通过亚甲基结合而成的一种 B 族维生素。

1. 维生素 B_1 的生理功能

(1) 维生素 B_1 作为辅酶参与糖代谢,在维持心血管系统、神经系统、消化系统的正常功能中起重要作用。

(2) 维生素 B_1 还可抑制胆碱酯酶活性,促进胃肠蠕动,帮助消化,提高食欲。

2. 维生素 B_1 的缺乏与摄入过量

(1) 缺乏:维生素 B_1 缺乏可致脚气病,主要损害神经及心血管系统,多发生于以精加工米面为主食的人群中。缺乏原因为维生素 B_1 摄入不足、需要量增高和吸收利用障碍。

维生素 B_1 缺乏所致的脚气病一般分为如下三类。

①干性脚气病：初期症状主要表现为烦躁不安、易激动、头痛。往后，以多发性神经炎症状为主，如下肢无力、感觉异常（针刺样、烧灼样疼痛）、肌肉酸痛（以腓肠肌为主）。还会出现上升性对称性周围神经炎，表现为肢端麻木，先发生在下肢，脚趾麻木且呈袜套状分布。

②湿性脚气病：以水肿和心脏症状为主。因维生素 B_1 缺乏而导致心血管系统障碍，右心室扩大，出现水肿、心悸、气促、心动过速、心前区疼痛等症状，严重者表现为心力衰竭。

③婴儿脚气病：多发生于 2~5 个月龄的婴儿，且多为维生素 B_1 缺乏的母乳所喂养的婴儿，其发病突然，病情急。初期表现为食欲不振、呕吐、兴奋、心跳快、呼吸急促和困难。严重时皮肤会出现青紫、心脏扩大、心力衰竭和强直性痉挛，这些症状出现后的 1~2 天患儿易突然死亡，抢救时间非常紧急。

（2）摄入过量：维生素 B_1 一般不会引起摄入过量中毒，但短时间服用超过 RNI100 倍的剂量时有可能出现头痛、惊厥和心律失常等。

3. 维生素 B_1 的参考摄入量及来源

（1）参考摄入量：人体维生素 B_1 的需要量与体内能量密切相关，一般维生素 B_1 的供给量应按照总热能需要量推算。目前包括我国在内的多数国家，成人维生素 B_1 供给量为 0.5 mg/4.18 kJ，孕妇、乳母和老人略高些，为 0.5~0.6 mg/4.18 kJ。中国营养学会推荐维生素 B_1 的 RNI 成年男性为 1.4 mg/d，女性为 1.3 mg/d。维生素 B_1 的 UL 为 50 mg/d。

（2）来源：维生素 B_1 广泛存在于天然食物中，但含量随食物种类而异，且受吸收、储存、烹调、加工等条件影响。谷类的胚芽和外皮（糠、麦麸）含维生素 B_1 特别丰富，是维生素 B_1 的主要来源，其次是豆类、动物肝脏、瘦肉中含量也较多，鱼类、蔬菜和水果中含量较少。建议食用碾磨度不太精细的谷物，可防止维生素 B_1 缺乏。

（五）维生素 B_2

维生素 B_2 又称为核黄素，为黄色结晶，磷酸盐易溶于水，在酸性环境中稳定，遇碱或光易被破坏。体内维生素 B_2 的储存是很有限的，因此每天都要由饮食提供。

1. 维生素 B_2 的生理功能

（1）参与体内生物氧化与能量代谢：与碳水化合物、蛋白质、核酸和脂肪的代谢有关，可提高机体对蛋白质的利用率，促进生长发育，维护皮肤和细胞膜的完整性。具有保护皮肤毛囊黏膜及皮脂腺的功能。

（2）参与细胞的生长代谢。

（3）参与维生素 B_6 和烟酸的代谢。

（4）与机体铁的吸收、储存有关。

（5）具有抗氧化活性：可能与谷胱甘肽还原酶有关。

2. 维生素 B_2 的缺乏与摄入过量

（1）缺乏：维生素 B_2 缺乏的原因包括摄入不足、食物储存和加工方式不当、机体感染、吸收利用差、酗酒等。

轻微缺乏维生素 B_2 不会出现明显症状,严重缺乏维生素 B_2 时会出现如下症状。

①口部:嘴唇发红、口腔炎、唇炎、口角炎、口腔黏膜溃疡、舌炎(肿胀、疼痛及地图舌)等。

②眼部:睑缘炎(畏光、易流泪、易有倦怠感、视物模糊)及结膜充血、角膜毛细血管增生引起结膜炎等。

③皮肤:丘疹或湿疹性阴囊炎(女性阴唇炎)及鼻唇沟、眉间、眼睑和耳后脂溢性皮炎。

④长期缺乏会导致儿童生长发育迟缓、轻中度缺铁性贫血。

⑤严重缺乏时常伴有其他 B 族维生素缺乏症状。

(2)摄入过量:一般不会出现过量中毒。

3. 维生素 B_2 的参考摄入量及来源

(1)参考摄入量:我国成年人维生素 B_2 推荐摄入量为男性 1.4 mg/d,女性 1.2 mg/d,婴幼儿、孕妇、乳母需要量增加。

(2)来源:维生素 B_2 在各类食品中广泛存在,动物性食品中的含量高于植物性食品,如各种动物的肝脏、肾脏、心脏、蛋黄、鳝鱼以及奶类等。绿叶蔬菜和豆类含量也多,谷类和一般蔬菜含量较少。因此,为了充分满足机体的要求,除了尽可能利用动物肝脏、蛋黄、奶类等动物性食品外,应该多吃新鲜绿叶蔬菜、各种豆类和粗米粗面,并采用各种措施,尽量减少维生素 B_2 在食物烹调、储藏过程之中的损失。

(六)烟酸

烟酸也称为维生素 B_3,或维生素 PP、尼克酸、抗癞皮病因子。在人体内还包括其衍生物烟酰胺或尼克酰胺。烟酸在人体内转化为烟酰胺,烟酰胺是辅酶Ⅰ和辅酶Ⅱ的组成部分,参与体内脂质代谢,组织呼吸的氧化过程和糖类无氧分解的过程。

烟酸、烟酰胺均溶于水及酒精。烟酸和烟酰胺的性质比较稳定,酸、碱、氧、光或加热条件下不易被破坏。一般烹调加工损失很小,但会随水流失。

1. 烟酸的生理功能

(1)烟酰胺作为辅酶Ⅰ、辅酶Ⅱ的组成部分,参与糖、脂肪代谢,对维持正常组织尤其是皮肤、消化系统、神经系统的完整性具有重要作用。

(2)葡萄糖耐量因子的组成成分。

(3)参与体内核酸的合成。

(4)降低血液胆固醇和甘油三酯含量:每日服用 2 g 烟酸可以改善动脉粥样硬化,同时使血清 β-脂蛋白水平降低。

2. 烟酸的缺乏与摄入过量

(1)缺乏:可引起癞皮病。

①前驱症状:体重减轻、疲劳乏力、记忆力差、失眠等,如不及时治疗,则可出现皮炎、腹泻和痴呆。

②皮肤症状:典型症状常见于肢体暴露部位,如手背、腕、前臂、面部、颈部、足背、踝部出现对称性皮炎。

③消化系统症状:主要有口角炎、舌炎、腹泻等,腹泻是本病的典型症状,早期多患便秘,其后由于消化腺体的萎缩及肠炎的发生常有腹泻,次数不等。

④神经系统症状:初期很少出现,至皮肤和消化系统症状明显时出现。轻症患者可有全身乏力、烦躁、抑郁、健忘及失眠等;重症患者则有狂躁、幻听、神志不清、木僵,甚至痴呆。

(2) 摄入过量:表现为皮肤发红、眼睛不适、恶心呕吐、高尿酸和糖耐量异常,长期大量摄入可引起肝损伤。

3. 烟酸的参考摄入量及来源

(1) 参考摄入量:烟酸可由体内色氨酸转化而来,因此,膳食中烟酸参考摄入量以色氨酸当量(NE)表示。具体公式如下。

$$烟酸当量(mg\ NE) = 烟酸(mg) + 1/60\ 色氨酸(mg)$$

烟酸的参考摄入量要考虑能量的消耗和蛋白质的摄入情况,中国居民烟酸参考摄入量:成年男性为 14 mg NE/d,女性为 13 mg NE/d,UL 为 35 mg NE/d。

(2) 来源:烟酸及烟酰胺广泛存在于食物中。植物性食物中存在的主要是烟酸,动物性食物中以烟酰胺为主。烟酸和烟酰胺在肝脏、肾脏、瘦肉、鱼以及坚果类中含量丰富;乳、蛋中的含量虽然不高,但色氨酸含量较多,可转化为烟酸。谷物中的烟酸 80%~90% 存在于种皮中,故加工影响较大。

(七) 维生素 C

维生素 C 又称为抗坏血酸,是一种含有 6 个碳原子的酸性多羟基化合物,天然存在的抗坏血酸有 L 型和 D 型两种,后者无生物活性。维生素 C 是呈无色无味的片状晶体,易溶于水,不溶于有机溶剂。在酸性环境中稳定,遇空气中氧、热、光、碱性物质,特别是由氧化酶及铜、铁等金属离子存在时,可促进其氧化破坏。

1. 维生素 C 的生理功能

(1) 参与体内氧化还原反应,促进钙、铁、叶酸的利用:维生素 C 是一种很强的抗氧化剂,可直接与氧化剂作用,发挥其抗氧化作用,同时维生素 C 能促使叶酸转变为有活性的四氢叶酸,参与核酸的合成,并能将 Fe^{3+} 还原成 Fe^{2+},促进铁的吸收及造血功能,增强皮肤光泽。

(2) 作为羟化过程底物和酶辅助因子,促进胶原蛋白合成:胶原是构成体内结缔组织、骨及毛细血管的重要成分,而羟脯氨酸和羟赖氨酸是胶原蛋白的组成成分,维生素 C 缺乏时,影响其羟化过程,导致胶原蛋白合成不足,毛细血管通透性降低,引起不同程度的出血。

(3) 改善脂肪和类脂特别是胆固醇的代谢,预防心血管疾病。

(4) 增强机体的解毒作用:维生素 C 能起到保护巯基的作用,而巯基可与重金属离子结合排出体外,起到解毒作用。

(5) 保护皮肤:维生素 C 可抑制多巴胺氧化、减少黑色素生成,且可使皮肤中已合成的黑色素还原为无色物质。

2. 维生素 C 的缺乏与摄入过量

(1) 缺乏:长期维生素 C 缺乏引起的营养缺乏病称为坏血病,早期表现为疲劳、倦怠、牙龈肿胀、伤口愈合缓慢等,婴儿生长发育迟缓、烦躁、消化不良。临床上典型的表现为牙龈肿胀、出血,皮肤淤点、淤斑,以及全身广泛出血,严重时可出现内脏出血而危及生命。

(2) 摄入过量:一次口服 2~8 g,可引起腹泻、皮疹、胃酸增多、胃液反流,维生素 C 在体内分解代谢最终的重要产物是草酸,长期服用可出现草酸尿以致形成泌尿系统结石。

3. 维生素 C 的参考摄入量及来源

(1) 参考摄入量:维生素 C 的 RNI 为 100 mg/d,UL 为 1000 mg/d。寒冷、高温、缺氧等环境中及经常接触铅、汞和苯等有毒物质的人和孕妇、乳母均应增加维生素 C 的摄入。

(2) 来源:食物中的维生素 C 主要存在于新鲜的蔬菜和水果中。水果中枣、橘子、山楂、柠檬、猕猴桃、梨含有丰富的维生素 C;蔬菜中绿叶蔬菜、青椒、番茄、大白菜等维生素 C 含量较高。

三、维生素与美容

(一) 维生素 A 与美容

维生素 A 可调节表皮及角质层新陈代谢,保护表皮、黏膜,使细菌不易侵害,因此,维生素 A 在抗老化、去皱纹、使皮肤斑点淡化、光滑细嫩及预防皮肤癌等临床运用上相当广泛。维生素 A 能帮助保持体内分泌腺分泌黏膜的健康,预防眼疾,增进皮肤、头发的健康,改善细胞壁的稳定性,降低空气污染物质对皮肤造成的伤害。

(二) B 族维生素与美容

维生素 B_1 能促进胃肠功能,增进食欲,帮助消化,消除疲劳,防止肥胖,润泽皮肤和防止皮肤老化。

维生素 B_2 有保持皮肤健美,使皮肤皱纹变浅,消除皮肤斑点及防治末梢神经炎作用,参与细胞的氧化还原反应,血红蛋白的合成及糖、蛋白质、脂肪的代谢,能帮助皮肤抵抗日光的损害,促进细胞再生。维生素 B_2 供给不足可引起皮肤粗糙、皱纹形成,还易引起脂溢性皮炎、口角炎、唇炎、痤疮、白发、白癜风、斑秃等。

维生素 B_1、B_2 能促进皮肤的新陈代谢,使血液循环畅通,因而被称为"美容维生素"。

维生素 B_3 不但是维持消化系统健康的维生素,也是性激素合成不可缺少的物质。它可以抑制皮肤黑色素的形成,防止皮肤粗糙;有利于受伤害的细胞或皮肤复原;对维持正常组织,尤其是皮肤、消化系统、神经系统的完整性具有重要作用。

维生素 B_6 与皮肤健康有密切关系,是很多酶和辅助酶分子结构的一部分。促进氨基酸的代谢以保持皮肤健康,可降低毛细血管壁通透性及透明质酸酶活性,降低变态反应、炎症反应,促进上皮细胞生长。可用于防治皮肤粗糙、粉刺、日光晒伤、止痒,也可用于防治脂溢性皮炎、一般性痤疮、湿疹和落屑性皮肤变化。

(三) 维生素 C 与美容

维生素 C 的美白作用,主要是基于抗炎作用,因它可防治晒伤,避免过度日照后所留下的后遗症,它能分解皮肤中的黑色素,预防色素沉着,防治黄褐斑、雀斑,使皮肤保持洁白细嫩,并有促进伤口愈合、强健血管和骨骼的作用。

(四)维生素D与美容

维生素D能促进皮肤的新陈代谢,增强对湿疹、疥疮的抵抗力,并有促进骨骼生长和牙齿发育的作用。补充维生素D可抑制皮肤红斑形成,治疗牛皮癣、斑秃等。体内维生素D缺乏时,皮肤很容易溃烂。

(五)维生素E与美容保健

维生素E具有抗氧化作用,能够保护皮脂和细胞膜蛋白质及维持皮肤中的水分,它还能促进人体细胞的再生与活力,延缓皮肤的衰老。此外,维生素E还能促进人体对维生素A的利用;可与维生素C起协同作用,保护皮肤的健康,减少皮肤发生感染;对皮肤中的胶原纤维和弹力纤维有滋润作用,从而改善和维护皮肤的弹性;能促进皮肤内的血液循环,使皮肤得到充分的营养与水分,以维持皮肤的柔嫩与光泽;可抑制色素斑、老年斑的形成,减少面部皱纹及洁白皮肤,防治痤疮。因此,维生素E在美容护肤方面的作用是不可忽视的。

自测题

一、选择题

1. 膳食纤维主要来源于(　　)。
   A. 蔬菜和水果　　B. 红薯　　　　C. 豆奶　　　　D. 奶类　　　　E. 鸡蛋
2. 碳水化合物的主要来源是(　　)。
   A. 蔬菜　　　　B. 薯类　　　　C. 谷类　　　　D. 奶、蛋类　　E. 肉类
3. (　　)是脂溶性维生素。
   A. 硫胺素　　　B. 尼克酸　　　C. 视黄醇　　　D. 抗坏血酸　　E. 核黄素
4. 成人蛋白质供热能应占全日热能摄入量的(　　)。
   A. 12%～15%　　　　　　B. 15%～20%　　　　　　C. 25%～30%
   D. 20%～30%　　　　　　E. 20%～25%
5. 主要的产热营养素是(　　)。
   A. 蛋白质、维生素、无机盐　　　　　　B. 脂类、碳水化合物、蛋白质
   C. 碳水化合物、维生素　　　　　　　　D. 脂类、蛋白质
   E. 无机盐、水
6. 下列食物中蛋白质含量最高的是(　　)。
   A. 谷类　　　　B. 牛肉　　　　C. 大豆　　　　D. 牛奶　　　　E. 鸡蛋
7. 具有抗衰老作用的营养素是(　　)。
   A. 脂肪　　　　　　　　B. 维生素D　　　　　　　　C. 维生素E
   D. 铁　　　　　　　　　E. 硒

二、简答题
1. 碳水化合物的生理功能是什么?
2. 维生素 E 的美容作用是什么?
3. 脂肪的美容作用是什么?

(王 影)

第三章　各类食品的营养价值

1. 掌握谷类营养素的分布、营养价值;豆类的化学组成与营养价值;蔬菜、水果的营养价值;肉类的营养价值;奶及奶制品的营养价值;蛋类的营养价值。
2. 熟悉谷类、蔬菜在烹调中营养素的损失情况。
3. 熟悉各类食品的营养与美容的关系。

食品是供给人体热量及各种营养素的物质基础。食品种类繁多,依据其性质和来源可大致分为三类:①动物性食品:如畜禽肉类,鱼、虾等水产食品,奶和蛋等。②植物性食品:如谷类、豆类、蔬菜、水果、薯类、硬果类等。③各类食品的制品:以天然食品为原料,通过加工制作的食品,如糖、油、罐头、糕点及各种小食品等。

第一节　食品营养价值的评定及意义

食品的营养价值通常是指食品中所含营养素和热量是否能满足人体营养需要的程度而言的。

食品营养价值的高低取决于以下几种因素:①食品中所含营养素种类是否齐全;②数量的多少;③相互比例是否适宜;④是否易消化。

从实际情况看,天然食品中所含有的营养素,其分布与含量都不是十分均衡的,都有各自的特点。如动物性食品中奶、蛋类的蛋白质营养价值与谷类食品的蛋白质相比是较高的,但铁的营养价值是很低的,甚至同一种食品,因品系、部位、产地及成熟程度等也有很大差异。因此,在膳食中选择各种食品、配膳、制订食谱,生产加工各类食品的制品,测定食品中各种营养素的含量时,均须掌握各类食品的特点。

近年来,采用营养素密度评价食品的营养价值。营养素密度即食物中某营养素满足人体需要的程度与其能量满足人体需要程度之比值。具体公式如下。

营养素密度＝(一定数量某食物中的某营养素含量÷同量该食物中含的能量)×1000

营养素的含量与其营养素密度并非等同。将每相当 1000 kcal(约 4184 kJ)热量能满足人体营养需要的食品称为优质食品,2000 kcal(约 8368 kJ)能满足者称为良质食品,2000 kcal(约 8368 kJ)以上才能满足者称为一般食品。

食品营养价值的高低在很大程度上受储存、加工和烹调方法的影响。应选择科学的、合理的方法保存食品固有的营养素含量,提高其消化吸收率,使食品中的各种营养素得到充分的利用。

天然食品中存在一些抗营养因素或毒性物质,如生大豆中的抗胰蛋白酶因素、高粱中的单宁等。这些物质可影响某些营养素的吸收和利用,对人体健康和食品质量产生不良的影响,故应通过适当加工将其破坏或清除。

第二节　各类食品的营养价值

一、谷类的营养价值

谷类包括大米、小麦、小米、玉米、荞麦、燕麦等,各种谷类结构基本相似,主要作用是提供人体所需的大部分碳水化合物和蛋白质,同时还提供一定数量的 B 族维生素和无机盐。

(一) 谷粒结构及营养素的分布

(1) 谷皮:谷粒的外壳,主要由纤维素和半纤维素组成。
(2) 糊粉层:位于谷皮和胚乳之间,含有丰富的 B 族维生素和无机盐。
(3) 胚乳:是谷粒的主要部分,含有大量淀粉和一定量的蛋白质。
(4) 胚芽:位于谷粒的一端,富含脂肪、蛋白质、无机盐、B 族维生素和维生素 E。

图 3-1 为谷粒结构图。

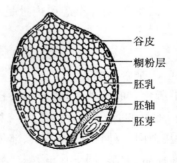

图 3-1　谷粒纵切面示意图

(二) 谷类的营养价值

(1) 蛋白质:含量为 7.5%~15%,赖氨酸含量少,苏氨酸、色氨酸、苯丙氨酸偏低,营养价值低于动物性食品。由于我国膳食中粮谷类所占比例较大,是蛋白质的重要来源,可采用蛋白质互补的方法提高其营养价值。

(2) 碳水化合物:主要为淀粉,是人类最经济的能量来源,我国居民70%热量来自谷类碳水化合物。

(3) 脂肪:大米、小麦含量为1%~2%,玉米、小米可达4%,主要集中在糊粉层和胚芽。从玉米和小麦胚芽中提取的胚芽油,80%为不饱和脂肪酸,其中亚油酸占60%,具有降低血清胆固醇和防止动脉粥样硬化的作用。

(4) 矿物质:含量为1.5%~3%。主要是钙、铁等以植酸盐形式存在,消化吸收较差。

(5) 维生素:谷类是膳食B族维生素的重要来源。主要分布在糊粉层和胚芽,加工精度越高,维生素损失就越多。

二、豆类及其制品的营养价值

豆类包括各种豆科栽培植物的可食种子,包括大豆类和其他豆类,大豆按种皮的颜色可分为黄豆、黑豆、青豆、褐豆和双色大豆;其他豆类包括绿豆、豌豆、蚕豆等。豆类与谷类种子结构不同,其营养成分主要在籽粒内部的子叶中,因此在加工中除去种皮不影响营养价值。现代营养学证明,每天坚持食用豆类食品,只要两周的时间,人体就可以减少脂肪含量,增强免疫力,降低患病的概率。

(一) 大豆的营养价值

(1) 蛋白质:大豆含有35%~40%的蛋白质,是植物性食品中含蛋白质最多的食物。大豆蛋白质的氨基酸组成接近人体需要,具有较高的营养价值,而且富含谷类蛋白质较为缺乏的赖氨酸,是与谷类蛋白质互补的天然理想食品,故大豆蛋白质为优质蛋白质。

(2) 碳水化合物:大豆中含有25%~30%的碳水化合物,其中一半是可以利用的,而另一半是人体不能消化吸收的棉子糖和水苏糖,存在于大豆细胞壁中,在肠道细菌作用下发酵产生二氧化碳和氨,可引起腹胀。此外,大豆还含有丰富的钙、硫胺素和核黄素。

(3) 脂肪:大豆所含脂肪量为15%~20%,其中不饱和脂肪酸占85%,且以亚油酸最多,高达50%。

(4) 维生素:豆类含有胡萝卜素、维生素 B_1、维生素 B_2、烟酸、维生素 E 等。相对于谷类而言,胡萝卜素和维生素 E 含量较高,特别是在种皮颜色较深的豆类中胡萝卜素含量较高,但维生素 B_1 含量较低。

(5) 矿物质:含量在2%~4%,包括钾、钠、钙、镁、铁、锌等。大豆中的矿物质含量略高于其他豆类。

(6) 大豆中的非营养素特殊成分:大豆中含有一些非营养素特殊成分,如蛋白酶抑制剂、胀气因子、植酸、皂苷、异黄酮、植物红细胞凝集素(PHA)等。有的可影响人体对某些营养素的消化吸收,有的则具有一些特殊的生理活性。在应用大豆时,应注意合理利用或处理这些物质,才能充分发挥大豆的营养作用。通常,用加热的加工工艺可使对营养素的消化吸收有影响的因子分解失活,故豆制品的营养价值要高于整粒大豆。

(二)其他豆类的营养价值

其他豆类主要包括绿豆、豌豆、蚕豆等。一般所含蛋白质量为20%~25%,脂肪含量较低,碳水化合物含量可高达60%,其他营养素近似大豆。

(三)豆制品的营养价值

豆制品包括以大豆为原料的豆制品,及以其他豆类为原料生产的豆制品。豆制品中有非发酵豆制品和发酵豆制品两种。非发酵豆制品有豆浆、豆腐脑、豆腐、豆腐丝、豆腐干、干燥豆制品(腐竹)等,这些豆制品在经浸泡、磨细、过滤、加热等工艺处理后,其中的纤维素和抗营养因子等减少,从而使蛋白质的消化率提高。发酵豆制品有豆豉、黄酱、豆瓣酱、腐乳等,此类豆制品的蛋白质在加工时已被分解,更易被消化和吸收,且发酵能使其中的谷氨酸游离出来,维生素B_{12}和核黄素的含量亦有所增加。

若将大豆和绿豆发制成豆芽,除原有营养成分不变外,还可产生抗坏血酸,故在缺乏新鲜蔬菜时,豆芽可成为抗坏血酸的良好来源。其中,以绿豆芽为最好,产量比黄豆芽高。

三、肉类的营养价值

肉类主要指畜肉类、禽肉类和鱼类食物。畜肉类是指猪、牛、羊等牲畜的肌肉、内脏及其制品。畜肉的肉色较深,呈暗红色,故有"红肉"之称,而禽肉及鱼类食物的肉色较浅,呈白色,故有"白肉"之称。

(一)畜肉类的营养价值

(1) 蛋白质:大部分存在于肌肉组织中,含量为10%~20%。畜肉类蛋白质含人体必需氨基酸充足,且在种类和比例上接近人体需要,易消化吸收,为利用率高的优质蛋白质。在畜肉中,猪肉的蛋白质含量平均在13.2%左右;牛肉、羊肉、兔肉、马肉、鹿肉和骆驼肉可达20%左右;狗肉的蛋白质含量约为17%。

(2) 脂类:畜肉的脂肪含量因肥瘦程度及部位不同有较大差异,如猪肥肉脂肪含量达90%、猪里脊含脂肪7.9%。畜肉类脂肪以饱和脂肪酸为主,熔点较高,其主要成分是甘油三酯,少量卵磷脂、胆固醇和游离脂肪酸。胆固醇多存在于动物内脏中,如猪瘦肉仅含81 mg/100 g、猪脑为2571 mg/100 g、猪肝为288 mg/100 g、猪肾为354 mg/100 g。

(3) 碳水化合物:含量低于90%,多数在1.5%,主要以糖原的形式存在于肌肉和肝脏中。动物在被宰杀前过度疲劳,糖原含量下降,被宰杀后放置时间过长,也可因酶的作用,使糖原含量降低,乳酸相应增多,pH值下降。

(4) 维生素:含量为0.8%~1.2%,其中钙含量低,仅为7.9 mg/100 g,含铁较多,且以血红素铁的形式存在,不受食物其他因素的影响,生物利用率高,是膳食铁的良好来源(猪血含铁量较高,平均在37.5 mg/100 g,猪肝含铁量为25 mg/100 g)。

(5) 矿物质:畜肉中B族维生素含量丰富,猪瘦肉含44 μg视黄醇当量/100 g,含540

μg 硫胺素/100 g，含核黄素 100 μg/100 g。猪肝中富含维生素 A，为 2610 μg 视黄醇当量/100 g，含核黄素也较丰富，为 2110 μg/100 g，含硫胺素 400 μg/100 g。

（二）禽肉类的营养价值

禽肉类包括鸡、鸭、鹅、鸽、鹌鹑、火鸡等的肌肉、内脏及其制品。禽肉类的营养价值与畜肉类相似。蛋白质含量约为 20%，氨基酸构成与人体需要接近，也是优质蛋白质。不同之处在于脂肪含量少、熔点低（20～40 ℃），并含有 20% 的亚油酸，易于消化吸收。此外，禽肉的质地较畜肉细嫩且含氮浸出物较多，故禽肉炖汤的味道较畜肉更鲜美。

（三）鱼类的营养价值

鱼类有海水鱼和淡水鱼之分，海水鱼又分为深水鱼和浅水鱼。其营养价值如下。

（1）蛋白质：含量为 15%～22%，平均为 18% 左右。鱼类蛋白质的氨基酸组成较平衡，与人体需要接近，利用率较高，但多数鱼类缬氨酸含量偏低。除了蛋白质外，鱼还含有较多的其他含氮化合物，如游离氨基酸、肽、胺类、嘌呤类等。

（2）脂类：脂肪含量为 1%～10%，平均为 5% 左右。主要存在于皮下和脏器周围，肌肉组织中含量较少，不同鱼种含脂肪量有较大差异。鱼类脂肪多由不饱和脂肪酸组成，达 60% 以上，呈液态，消化率为 95% 左右。

（3）碳水化合物：含量较低，约为 1.5%。其主要存在形式为糖原，含量与致死方式有关。除了糖原外，还含有黏多糖类，按有无硫酸基可分为硫酸黏多糖和非硫酸黏多糖。

（4）维生素：鱼肉含有一定数量的维生素 A 和维生素 D，维生素 B_2、烟酸等的含量也较高。鱼油和鱼肝油是维生素 A 和维生素 D 的重要来源，也是维生素 E 的来源。一些生鱼制品中含有硫胺素酶和催化维生素 B_1 降解的蛋白质，因此大量食用生鱼可能造成维生素 B_1 的缺乏。

（5）矿物质：鱼类矿物质含量为 1%～2%，其中硒和锌的含量丰富，钙、钠、氯、钾、镁等含量也较多。钙的含量较畜肉、禽肉高，是钙的良好来源。海产鱼类还富含碘。

人们应该充分利用鱼类营养资源，因为鱼肉富含优质蛋白质，容易被人体消化吸收，而且还含有较少的饱和脂肪酸和较多的不饱和脂肪酸。同时要防止腐败变质和中毒，鱼类的不饱和脂肪酸含量较高，所含的不饱和双键极易氧化破坏，能产生脂质过氧化物，对人体有害。有些鱼含有极强的毒素，若加工处理方法不当，可引起急性中毒而死亡。

四、蛋类的营养价值

按蛋白质含量来计算，蛋类在各种优质蛋白质来源中是最为廉价的一种。它不仅营养优良、平衡、全面，而且易于烹调，烹调中营养损失很小，是极好的方便营养食品。

常见的蛋类有鸡、鸭、鹅和鹌鹑蛋等。其中产量最大、食用最普遍、食品加工工业中使用最广泛的是鸡蛋。

(一) 蛋类的结构

各种禽蛋的结构都很相似,主要由蛋(卵)壳、蛋清、蛋(卵)黄三部分组成。以鸡蛋为例,每只蛋平均重约 50 g。蛋壳重量约占全蛋的 11%,其主要成分是 96% 的碳酸钙,其余为碳酸镁和蛋白质。蛋壳表面布满直径为 $15\sim65~\mu m$ 的胶质薄膜,蛋壳的内面紧贴一层厚约 $70~\mu m$ 的角质膜,在蛋的钝端角质膜分离成一气室。蛋壳的颜色由白到棕色,深度因鸡的品种而异。颜色是由于卟啉的存在,与蛋的营养价值无关。蛋清包括两部分,外层为中等黏度的稀蛋清,内层包围在蛋黄周围的为胶质冻样的稠蛋清。蛋黄表面包有蛋黄膜,由两条韧带将蛋黄固定在蛋的中央。

图 3-2 为蛋的结构图。

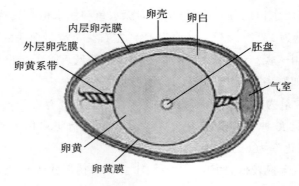

图 3-2 蛋的结构图

(二) 蛋类的营养价值

(1) 蛋白质:全蛋中蛋白质的含量为 12% 左右,加工成咸蛋或松花蛋后略有提高。蛋白质氨基酸组成与人体需要最接近,生物价也最高,可以和谷类和豆类食物混合食用,弥补其赖氨酸或蛋氨酸的不足。

(2) 脂类:蛋清中脂肪含量极少,98% 的脂肪存在于蛋黄中,消化吸收率很高。鸡蛋黄中脂肪含量为 28%~33%,其中中性脂肪含量占 62%~65%、磷脂占 30%~33%、胆固醇占 4%~5%,还有微量脑苷脂类。中性脂肪的脂肪酸中,单不饱和脂肪酸含量最为丰富,亚油酸约占 10%。蛋中胆固醇含量极高,主要集中在蛋黄,其中鹅蛋黄>鸭蛋黄>鸡蛋黄。

(3) 碳水化合物:含量较低,为 1%~3%,蛋黄略高于蛋清,加工成咸蛋或松花蛋后有所提高。

(4) 维生素:含量十分丰富且品种较为完全,包括所有的 B 族维生素、维生素 A、维生素 D、维生素 E、维生素 K 和微量的维生素 C,大部分存在于蛋黄中。鸭蛋和鹅蛋的维生素含量总体而言高于鸡蛋。

(5) 矿物质:主要存在于蛋黄部分,蛋清部分含量较低。蛋黄中矿物质含量为 1.0%~1.5%,其中钙、磷、铁、锌、硒等含量丰富。虽然蛋中铁含量较高,但是铁会与蛋黄中的卵黄磷蛋白结合而对铁的吸收有干扰作用,所以铁的生物利用率较低,仅为 3% 左右。

五、奶及奶制品的营养价值

奶类所含的营养素比较全面,营养价值很高,又易于消化吸收,适合于患者、幼儿、老年人食用,而牛奶是人类最普遍食用的奶类。鲜牛奶一般含水分87%~89%、含蛋白质3%~4%,脂肪3%~5%、矿物质0.6%~0.75%和少量维生素。

奶类可分为人奶、牛奶、羊奶、马奶、牦牛奶等。奶制品可分为液态奶、奶粉、奶酪、炼乳、冰激凌等。奶及奶制品的营养价值如下。

(1) 蛋白质:含量为3%,主要由酪蛋白、乳清蛋白、乳球蛋白组成,由于牛奶中蛋白质含量较人乳高3倍,一般利用乳清蛋白改变其构成,使之近似人乳的构成。

(2) 脂肪:牛奶脂肪含量约为3%,呈较小的微粒分散于乳浆中,易消化吸收。乳脂中油酸含量占30%,亚油酸和亚麻酸分别占5.3%和2.1%。

(3) 碳水化合物:主要为乳糖,含量为3.4%,比人乳(7.4%)少,其甜度为蔗糖的1/6,有调节胃酸、促进胃肠蠕动和消化液分泌作用。有的人喝牛奶后发生腹胀、腹泻等,是因为肠道缺乏乳糖酶所致,称为乳糖不耐受症。

(4) 矿物质:100 mL牛奶中含钙110 mL,但铁含量低。牛奶中矿物质含量为0.6~0.7%,富含钙、磷、钾。其中钙含量尤为丰富,容易消化吸收。牛奶中铁含量很低,仅为0.003 mg,如以牛奶喂养婴儿,应注意铁的补充。

(5) 维生素:牛奶中含有人体所需的各种维生素。含较多的维生素A(24 μg),但维生素B_1和维生素C很少,每100 mL牛奶中含量分别为0.03 mg和1 mg,但牛奶中维生素含量随季节有一定变化。

六、蔬菜、水果的营养价值

蔬菜和水果含有人体所需要的多种营养成分。其特点是蛋白质和脂类含量很低,含有一定量的碳水化合物,而无机盐类(钙、钾、钠、镁等)和某些维生素(维生素C、胡萝卜素)的含量很丰富。其在膳食中不仅占有较大的比例,而且它们具有良好的感官性状,对增进食欲、帮助消化、维持肠道正常功能及丰富膳食的多样化等方面具有重要的意义。

(一) 蔬菜、水果的营养价值

(1) 碳水化合物:蔬菜、水果所含的碳水化合物包括糖、淀粉、纤维素、半纤维素和果胶等。其所含种类及数量,因食物的种类和品种有很大的差别。

蔬菜类含糖量较高的有胡萝卜、番茄、甜薯、南瓜等;含淀粉较高的有各种芋类、薯类及藕。薯类在某些地区人们的膳食中占有较大的比重,成为热量的重要供给来源。蔬菜中含果胶较多的有南瓜、胡萝卜、番茄等。

水果中仁果类(苹果、梨等)以果糖为主,葡萄糖和蔗糖次之;浆果类(葡萄、草莓、猕猴桃等)主要是葡萄糖和果糖;核果类(桃、杏)和柑橘类则以蔗糖含量较多。

蔬菜和水果是膳食纤维（纤维素、半纤维素和果胶等）的重要来源。水果中一般含有较多的果胶（如山楂、苹果和柑橘等），加适量的糖和酸即可加工成果酱和果冻制品。

（2）无机盐：蔬菜、水果是人体无机盐的重要来源，对维持机体的酸碱平衡也很重要。如钙、镁、钾、钠及铜等。

有些蔬菜，如菠菜、油麦菜、胡萝卜、豆角、苋菜及芫荽等都含有丰富的钙和铁。一般 100 g 绿叶菜可提供 1～2 mg 的铁。

一些蔬菜如菠菜、牛皮菜、雍菜、洋葱等均含有一定量的草酸，对钙和铁的吸收利用产生不利的影响。

（3）维生素：在蔬菜、水果中，除维生素 A、D 外，其他维生素均广泛存在。其中维生素 C 和胡萝卜素含量十分丰富。蔬菜中以新鲜深绿色叶菜类含量最高，一般 100 g 中维生素 C 含量均在 30 mg 以上。如青椒为 144 mg/100 g、柿子椒 72 mg/100 g、芥蓝 76 mg/100 g、菜花 61 mg/100 g、雪里蕻 52 mg/100 g、油菜 36 mg/100 g 等。与叶菜类相比，大多数瓜类和根茎类的含量比叶菜类少。含维生素 C 最丰富的有鲜枣（243 mg/100 g）、山楂（53 mg/100 g）、鲜荔枝（41 mg/100 g）及柑橘（35 mg/100 g）等。仁果及核果类（如梨、苹果、桃及杏等）每 100 g 含维生素 C 均在 10 mg 以下。

胡萝卜素是我国居民膳食中维生素 A 的重要来源。在各种绿色、橘黄色及红色蔬菜中都含有较高的胡萝卜素。如某些深绿色菜叶中每 100 g 含量为菠菜 2920 μg、油麦菜 620 μg、韭菜 1410 μg、南瓜 890 μg、胡萝卜 4010 μg。水果中含量较高的有（每百克含量）芒果（8050 μg）、柑橘类（800～5140 μg）、杏 450 μg、柿子 440 μg；其他果类（苹果、梨、桃等）含量则很低。

（4）芳香物质、色素和有机酸：蔬菜、水果中常含有各种芳香物质，其油状挥发性化合物称为精油，主要成分为醇、酯、醛、酮、烃等。有些芳香物质是以糖或氨基酸状态存在的，需经酶作用分解成精油（如大蒜油），芳香物质赋予食物香味，能刺激食欲，有助于食物的消化吸收。

水果中含有各种有机酸类，主要有苹果酸、柠檬酸和酒石酸等，一方面使食物具有一定的酸味，可刺激消化液的分泌，有助于食物的消化；另一方面，使食物保持一定的酸度，对维生素 C 的稳定性具有保护作用。

（二）野菜、野果和食用菌的营养价值

（1）野菜：目前市面上常见的野菜有马齿苋、藜蒿、香菜、荠菜、鱼腥草、蕨菜、蒲公英和车前草等，其中绝大部分都是野生的，只有藜蒿和香菜人工栽培的较多。

某些野菜富含胡萝卜素、核黄素、抗坏血酸及叶酸等维生素。胡萝卜素含量均高于 4 mg/100 g，核黄素含量在 0.2 mg/100 g 以上，维生素 C 含量也较高。

（2）野果：我国发现具有开发价值的野果主要有猕猴桃、沙棘、刺梨、酸枣、番石榴及金樱子等。

其特点是富含维生素 C，并含有大量胡萝卜素、有机酸和生物类黄酮。据报道，生物类黄酮能维持微血管的正常功能，是间接地通过维生素 C 起作用的。它还可以作为一种抗氧化剂防止维生素 C 的氧化破坏。

(3) 食用菌：食用菌是可供食用的蕈菌。蕈菌，是指能形成大型的肉质（或胶质）子实体或菌核组织的高等真菌的总称。食用菌含有丰富的蛋白质，其含量是一般蔬菜和水果的几倍到几十倍。如鲜蘑菇含蛋白质 1.5～3.5%，是大白菜的 3 倍、萝卜的 6 倍、苹果的 17 倍。1 kg 干蘑菇所含蛋白质相当于 2 kg 瘦肉、3 kg 鸡蛋或 12 kg 牛奶的蛋白质量。食用菌中赖氨酸含量很丰富，含有组成蛋白质的 18 种氨基酸，和人体所必需的 8 种微量元素。谷类食物中含量少的赖氨酸，食用菌中含量也相当丰富。食用菌脂肪含量很低，占干品重量的 0.2%～3.6%，其中 74%～83% 是对人体健康有益的不饱和脂肪酸。食用菌还含有维生素，富含的维生素 B_1、维生素 B_{12}，草菇维生素 C 含量为辣椒的 1.2～2.8 倍、柚和橙的 2～5 倍、香菇的 17 倍。香菇维生素 D 原含量是紫菜的 8 倍、甘薯的 7 倍、大豆的 21 倍。维生素 D 原经紫外线照射可转化为维生素 D，促进机体对钙的吸收。食用菌还富含多种矿质元素，如磷、钾、钠、钙、铁、锌、镁、锰等及其他一些微量元素。银耳含有较多的磷，有助于机体恢复和提高大脑功能。香菇、木耳含铁量高。香菇的矿物质元素中钾占 65%，是碱性食物中的高级食品，可中和肉类食品产生的酸。

食用菌不仅味美，而且营养丰富，常被人们称作健康食品，如香菇不仅含有各种人体必需的氨基酸，还具有降低血液中的胆固醇、治疗高血压的作用，还发现香菇、蘑菇、金针菇中含有能增强人体抗癌能力的物质。

第三节　食品营养价值的影响因素

食品的营养价值不仅取决于食品中营养素的种类、含量，而且还受食品加工、烹饪和储藏等影响。食品经过加工或烹调后，一方面可改善食品感官性状，除去或破坏一些抗营养因子，提高消化吸收率；另一方面会使部分营养素受到损失和破坏。为了扬长避短，最大限度地保存食品中的营养素，应选择科学合理的加工、烹调方法。

一、加工对食品营养价值的影响

(1) 谷类加工：谷类加工除去杂质和谷皮，不仅改善谷类感官性状，而且有利于消化吸收。由于谷类所含矿物质、维生素、蛋白质、脂肪主要分布在糊粉层和胚芽，因此，谷类加工精度越高，糊粉层和胚芽损失越多，营养素损失越大，尤以 B 族维生素损失显著。我国 20 世纪 50 年代制造出的标准米（九五米）和标准粉（八五粉）比精白米、面保留了较多的 B 族维生素、纤维素和无机盐。

(2) 豆类加工：豆类经加工成豆制品后不仅除去了大豆中的纤维素、抗营养因子，而且大豆蛋白质的结构变疏松，更利于消化吸收。整粒大豆、豆浆、豆腐的蛋白质消化吸收率分别为 65%、85% 和 92%～96%。在发酵豆制品中（如豆腐乳、豆瓣酱、豆豉等），微生物对某些蛋白质有预消化作用且氨基酸和维生素 B_2、维生素 B_{12} 含量都有所增加，营养价值更高。

（3）其他类食品加工：畜、禽、鱼类可加工成罐头、烟熏、腌卤以及干制品等，加工过程对蛋白质影响不大，但高温可使B族维生素被破坏。鲜蛋可加工成皮蛋、咸蛋、糟蛋等，其中皮蛋内的B族维生素几乎全部被破坏，皮蛋和咸蛋内的矿物质含量增加，尤其是糟蛋内钙含量明显增加，是鲜蛋的40倍。水果基本上是生食，但在加工成其制品时，如罐头、果干、果脯及果酱等，其营养价值将会有不同程度的损失。

二、烹调对食品营养价值的影响

（1）谷类的烹调：谷类食物在烹调前一般都要经过淘洗，在淘洗的过程中一些营养素特别是水溶性维生素和矿物质有部分丢失，致使谷类食物营养价值降低。大米经过一般的淘洗，维生素B_1的损失率达30%~60%，维生素B_2和烟酸的损失率为20%~25%，矿物质的损失率可达70%，碳水化合物的损失率约为2%。淘洗的次数越多，水温越高，浸泡的时间越长，营养素的损失就越多。

谷类的烹调方法有煮、焖、蒸、烙、烤、炸、炒等，不同的烹调方法引起营养素损失的程度不同，主要是对B族维生素的影响。如制作米饭，采用蒸的方法其B族维生素的保存率比捞蒸方法（即弃米汤后再蒸）要高得多；在制作面食时，一般蒸、烤、烙的方法，B族维生素损失较少，但油条制作时因加碱，油炸会使硫胺素全部损失，维生素B_2、烟酸损失一半。米饭在电饭煲中保温时，随着时间的延长，维生素B_1的损失增加，可损失所余部分的50%~90%。

（2）肉类的烹调：肉类食品烹调时，蛋白质含量变化不大，且烹调更利于蛋白质消化吸收。不同烹调方法对矿物质和维生素的影响各不相同。如炒肉丝，维生素B_1保存率为87%；蒸肉丸，维生素B_1保存率为53%；清炖时，维生素B_1保存率更低。蛋类烹调可以破坏生蛋清中的抗生物素因子和胰蛋白酶抑制剂，提高蛋白质的消化吸收率。除维生素B_1少量损失外，对其他营养成分影响不大。

（3）禽蛋的烹调：禽蛋常用的烹调方法有整蛋煮、油炸、油炒、蒸蛋羹。这些烹调方法，温度一般不超过100℃，对蛋的营养价值影响很小，仅B族维生素有一些损失，如不同方法维生素B_2的损失率约为油炸16%、油炒10%。煮蛋时蛋白质变得软且松散，容易消化吸收，利用率较高。皮蛋（即松花蛋）制作过程加入烧碱产生一系列化学变化，使蛋清为暗褐色透明体，蛋黄呈褐绿色。由于烧碱的作用，使B族维生素破坏，但维生素A、D保存尚好。

（4）蔬菜、水果的烹调：水果以生食为主，受烹调影响不大。蔬菜在食用前需经过烹调，主要加工方法有炒、煮和凉拌等。加工烹调方法不当，可能对蔬菜中的水溶性维生素及无机盐类造成一些损失和破坏，尤其是维生素C。蔬菜烹调前，应在较完整的状态下清洗，切忌先切后洗或在水中浸泡时间过长，这样会使大量营养素丢失。胡萝卜素不溶于水，性质较稳定，通常在烹调加工条件下损失较少，但应注意避光，以免其氧化破坏。维生素C的化学性质极不稳定。在烹调加工时，应尽量采用急火快炒，加热时间不宜过长；熬煮时，尽量减少用水量，缩短加热时间，适宜生食的菜尽可能凉拌生食，一些菜也可先在沸水中短时间热烫凉拌食用，这样，可破坏其酶的活性、软化组织，又起到了消毒作用，可最大限度地避免维生素 C 的破坏。

三、储藏对食品营养价值的影响

（1）对谷类的影响：由于谷类食物通常水含量很低，较耐储藏。在避光、通风、干燥和阴凉的环境下储藏，其蛋白质、维生素、矿物质含量变化不大。当谷类食物水含量较高、储藏环境湿度较大或温度较高时，谷类食物易霉变导致营养素破坏，甚至丧失营养价值。

（2）对蔬菜、水果的影响：蔬菜、水果在采收后仍会不断发生各种变化，如呼吸、发芽、抽蔓、后熟、老化等。当储藏条件不当时，蔬菜、水果的鲜度和品质会发生改变，使食用价值和营养价值降低。

（3）对动物性食品营养价值的影响：畜、禽、鱼、蛋等动物性食品常采用低温储藏，分为冷藏法和冷冻法。肉类在冷冻储藏中会发生蛋白质变性、变色、干缩、汁液流失及脂肪氧化等现象，从而降低食品的营养价值，因此在储藏中应采取相应措施以保持食品的新鲜度和营养价值。

自测题

简答题
1. 谷类、豆类的营养成分有哪些？
2. 畜肉类、鱼类的营养成分有哪些？
3. 蔬菜、水果的营养成分有哪些？

（黄丽娃　高媛）

第四章　合理营养与美容

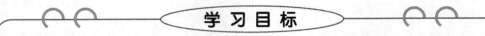

学习目标

1. 掌握平衡膳食宝塔和我国居民合理膳食结构。
2. 熟悉合理营养和膳食指南的概念。
3. 了解中国居民膳食营养素参考摄入量的内涵及应用特点。

健康是美丽的基础，人体的肌肤、骨骼、头发等均需要合理营养的滋养。只有合理摄取营养，才能保持健康的机体，才能谈得上美容。从各种食物中摄取人体所需要的营养素，保证机体有良好的物质支持是健康的保证，也是美丽的基础。

第一节　中国居民膳食营养参考摄入量

一、膳食营养素参考摄入量的概念

膳食营养素参考摄入量（dietary reference intakes，DRIs）是在推荐膳食供给量（RDA）基础上发展起来的一组每日平均膳食营养素摄入量的参考值。RDA 是营养学术权威机构向各国公众推荐的每日膳食中应含有的热量和营养素的量。RDA 除了向人们提供膳食调整的建议，使之符合合理营养的要求外，也是评价人群营养状况的依据、作为营养工作人员的工作指南以及政府或经济机构安排全社会食物生产供应计划的重要基础。随着经济发展，膳食模式和生活方式发生了重大变化，一些与营养有关的慢性疾病的发病率亦呈逐年上升趋势，并已成为某些国家居民死亡的主要原因。大量的动物实验和人体代谢研究证明，营养素和膳食构成对某些慢性疾病的发生、发展有重要影响，尤其是某些营养素对慢性病的防治有显著的积极作用。因此，传统的 RDA 已不能满足防治慢性病的需要。中国营养学会于 2000 年 10 月正式颁布了 DRIs 标准。

DRIs 包括 4 个营养水平指标：平均需要量（estimated average requirement，EAR）、推荐摄入量（recommended nutrient intake，RNI）、适宜摄入量（adequate intake，AI）和可耐受

最高摄入量(tolerable upper intake level,UL)。

(一)平均需要量(EAR)

EAR 是某一特定性别、年龄及生理状况群体中对某营养素需要量的平均值,是根据个体需要量的研究资料计算得到的,即依据某些指标进行判断,可以满足群体中 50% 个体需要量的摄入水平,这一摄入水平不能满足群体中另外 50% 个体对该营养素的需要。EAR 是制订 RDA 的基础,用于制订推荐摄入量,评价或计划群体的膳食摄入量。

(二)推荐摄入量(RNI)

RNI 相当于传统使用的 RDA,是可以满足某一特定性别、年龄及生理状况群体中绝大多数(97%~98%)个体需要量的摄入水平。长期摄入 RNI 水平,可以满足身体对该营养素的需要,保持健康和维持组织中有适当的储备。

RNI 的主要用途是作为个体每日摄入该营养素的目标值。RNI 是以 EAR 为基础制订的。如果已知 EAR 的标准差,则 RNI 定为 EAR 加两个标准差(SD),即 $RNI = EAR + 2SD$。如果关于需要量变异的资料不够充分,不能计算 SD 时,一般设 EAR 的变异系数为 10%,这样 $RNI = 1.2 \times EAR$。

(三)适宜摄入量(AI)

在个体需要量的研究资料不足,不能计算 EAR,因而不能求得 RNI 时,可设定适宜摄入量(AI)来代替 RNI。AI 是通过观察或实验获得的健康人群某种营养素的摄入量。例如,纯母乳喂养的足月产健康婴儿,从出生到 6 个月,他们的营养素全部来自母乳。母乳中供给的营养素量就是他们的 AI 值,AI 的主要用途是作为个体营养素摄入量的目标。

AI 与 RNI 相似之处是它们都用作个体摄入的目标,能满足目标人群中几乎所有个体的需要。AI 和 RNI 的区别在于 AI 的准确性远不如 RNI,可能显著高于 RNI。因此使用 AI 时要比使用 RNI 更加小心。

(四)可耐受最高摄入量(UL)

UL 是平均每日可以摄入某营养素的最高量。这个量对一般人群中的几乎所有个体都不至于损害健康。如果某营养素的毒副作用与摄入总量有关,则该营养素的 UL 是依据食物、饮水及补充剂提供的总量而定。若毒副作用仅与强化食物和补充剂有关,则 UL 依据这些来源来制订。

二、确定营养素需要量的方法

(一)营养素需要量

DRIs 的制订基础是营养素需要量(nutritional requirement)。营养素需要量是机体为维持适宜营养状况,即处于并能继续维持其良好的健康状态,在一定时期内必须平均每日吸收该营养素的最低量。个体对某种营养素的需要量受年龄、性别、生理特点、劳动状况等多种因素的影响。因此,即使在一个特征很一致的人群内,由于个体生理的差异,需要量也各不相同。

鉴于对"良好的健康状态"可以有不同的标准,因而机体维持健康对营养素的需要量也可以有不同水平。为此,FAO/WHO联合专家委员会提出了不同水平的需要量:①基本需要量:为预防临床可察知的功能损害所需的营养素需要量,达到这种需要时机体能够正常生长和发育,但他们的组织内很少或没有此种营养素储备,故短期的膳食供给不足就可能造成缺乏;②储备需要量:维持组织中储存一定水平该营养素的需要量,这种储存可以在必要时用来满足机体的基本需要以免造成可察知的功能损害;③预防明显的临床缺乏症的需要量,这是一个比基本需要量更低水平的需要量。

(二)确定营养素需要量的方法

确定营养素需要量的原则依据有许多不同的主张,各种营养素之间也有不同的考虑,但主要有动物实验、人体代谢研究、人群观察研究和随机性临床研究。

(1)动物实验研究:用动物模型进行营养素需要量的研究有相当的优势,可以很好地控制营养素摄入水平、环境条件,甚至遗传特性等因素,获得准确的数据。动物实验研究的缺点是动物和人体营养素需要的相关性可能不清楚,而且对动物可行的剂量水平和给予途径在人体可能是不实用的。

(2)人体代谢研究:在代谢病房中进行,可以严格掌握营养素的摄入和排出量,并能重复采集血标本等来测定营养素摄入量与生物标志物间的关系。包括营养素平衡实验、耗竭-饱和实验。此类研究所得资料的缺陷:实验期限只能为数日至数周,所得结果对长时间是否也适用难以确定;受试对象的生活受到限制,所得结果不能推至自由生活的人群;受试者的数目及营养素摄入水平是有限的。

(3)人群观察研究:对人群进行流行病学观察研究能比较直接地反映自由生活的人群的情况,证明营养素摄入量和疾病风险的相关性。如果在不同的人群中观察到同样的相关性,可以判断有因果关系。这种研究方法也有一定的局限性,即选择的观察人群中营养素摄入水平往往差别不大,不会引起明显改变;膳食的组分复杂,分析混杂因素的影响相当困难;依靠受试者本人提供膳食资料的分析流行病学方法可能有系统性偏差。

(4)随机性临床研究:随机分组进行临床试验可以限制混杂因素的影响。如果例数够多,不仅可以控制已知混杂因素,而且可以控制未知的可能有关的因素,发现在人群观察研究中不能发现的较小的影响。此类研究所得资料的缺陷:接受试验的对象可能是一个选择性的亚人群组,试验结果不一定适用于一般人群;一个试验一般只能研究少数营养素或营养素组合、一个摄入水平;观察期相对较短,往日的营养素摄入情况可能对观察疾病的影响更强;膳食干预试验耗资较大。

总之,每一种研究资料都有其优势和缺陷。在探讨营养素摄入量和机体营养水平的因果关系时要考虑各种证据,并对资料的质量及其形成基础进行适当的审核。

第二节　中国居民营养调查

营养调查(nutritional survey)是运用科学手段来了解某一人群或个体的膳食和营养水平,以此判断其膳食结构是否合理和营养状况是否良好的重要手段。我国曾于1959年、1982年和1992年分别进行过三次全国营养调查,2002年在全国范围内开展了首次营养与健康综合性调查,了解我国居民膳食结构、营养水平及相关慢性疾病的流行病学特点,评价城乡居民营养水平与健康状况,制定和评价相应的社会发展政策,为改善国民营养和健康状况、促进社会经济的协调发展发挥了积极的作用。

(一)营养调查的目的和内容

(1)营养调查的目的:了解居民膳食摄取情况及其与营养供给量之间的对比情况;了解与营养状况有密切关系的居民体质与健康状态,发现营养不平衡的人群,为进一步营养监测和研究营养政策提供基础情况;做某些综合性或专题性的科学研究,如某些地方病、营养相关性疾病与营养的关系,研究某些生理常数、营养水平判定指标,复核营养推荐供给量等。

(2)营养调查的内容:①膳食调查;②人体营养水平的生化检验;③营养不足或缺乏的临床检验;④人体测量资料分析。在以上内容基础上对被调查者个体进行营养状况的综合判定和对人群营养条件、问题、改进措施进行研究分析。营养调查既可用于人群社会实践,也可用于营养学的科学研究。

(二)膳食调查

膳食调查的目的是了解在一定时间内调查对象通过膳食所摄取的热量及各种营养素的数量和质量,借此来评定正常营养需要能得到满足的程度。膳食调查是营养调查工作中的一个基本组成部分,它本身又是相对独立的内容。单独膳食调查结果就可以成为对所调查的单位或人群改善营养和进行咨询、指导的主要工作依据。膳食调查通常采用下列几种方法。

(1)称量法:又称为称重法,运用日常的各种测量工具对食物量进行称重或估计,在对称重食物进行记录时,研究者要指导被调查对象在每餐食用前及食用时对各种食物进行记录并称量,吃完后也要将剩余或废弃部分食物称重量加以扣除,从而得出准确的个人每种食物摄入量(净食量)。调查时还要注意零食的称重记录。

(2)查账法:由被调查对象或研究者称量记录一定时期内的食物消耗总量,研究者通过查这些记录并根据同一时期进餐人数,计算每人每日各种食物的平均摄入量。在集体伙食单位如果不需要个人的数据,只要平均值(如学校和部队),可以不称量每人摄入的熟食量,只称量总的熟食量,然后减去剩余量,再除以进餐人数,即可得出平均每人的摄入量。

这种方法可以调查较长时期的膳食,如一个月或更长时间。有些研究为了了解慢性疾病与饮食的关系,可采用长达一年的膳食记录方法,时间长短根据要研究的项目的需求而定。该法适用于家庭调查,也适用于中小学或部队的调查。

(3) 24 h 回顾法:调查前一天的食物消耗情况,称为 24 h 膳食回顾法。在实际工作中,一般选用3天连续调查方法(每天回顾 24 h 进餐情况,连续进行3天)。连续3个 24 h 回顾所得结果经与全家食物称重记录法相比较,差别不明显。不管是大型的全国膳食调查还是小型的研究课题,都可采用这一方法来估计个体的膳食摄入量。

食物量通常用家用量具、食物模型或食物图谱进行估计。具体询问获得信息的方式有多种,可以通过面对面询问、使用开放式表格或事先编码好的调查表通过电话或计算机程序等进行。

(4) 化学分析法:主要目的常常不仅要收集食物消耗量,而且要在实验室中测定调查对象一天内全部食物的营养成分,准确地获得各种营养素的摄入量。样品的收集方法最准确的是双份饭菜法,即制作两份完全相同的饭菜,一份供食用,另一份作为分析样品。要求收集样品在数量和质量上一定与实际食用的食物一致。

化学分析法的优点是能够最可靠地得出食物中各种营养素的实际摄入量,缺点是操作复杂,目前已很少单独使用,常与其他收集食物消耗量的方法(如称重法)结合使用。由于代价高,仅适用于较小规模的调查,如营养代谢实验,了解某种或几种营养素的体内吸收及代谢状况等。

(三)人体营养水平鉴定

人体营养水平鉴定指的是借助生化、生理实验手段,发现人体临床营养不良症、营养储备水平低下或营养过剩,以便较早掌握营养失调征兆和变化动态,及时采取必要的预防措施。有时为研究某些相关因素对人体营养状态的影响,也对人体营养水平进行研究测定。

(四)营养不良和缺乏的临床检查

本项检查的目的是根据症状和体征检查营养不良和缺乏症,是一种营养失调的临床检查方法。检查项目及症状、体征与营养素的关系见表4-1。

表4-1 营养不良的症状和体征判别

序号	部位	症状和体征	可能缺乏的营养素
1	头发	头发失去正常光泽,变薄、变细、变稀疏、变干燥,失去原有颜色,易折断,蓬乱而似有污垢	蛋白质、锌、铜
2	面部	面色苍白,面部水肿如满月形,鼻两侧脂溢性皮炎,脸颊两侧蝴蝶形对称斑,色素沉着	核黄素、烟酸、吡哆醇
3	眼部	眼结膜如石灰样洁白,干燥无反光,有毕脱斑,眼睑发红及裂开	维生素A
4	口部	口部是对营养素最敏感的部位,但其表现是非特异性的	铁、核黄素

续表

序号	部位	症状和体征	可能缺乏的营养素
5	舌部	舌部肿胀或两侧有牙齿的压痕,味蕾萎缩,或舌色如鲜牛肉色,似红色,活动时有刺痛,或舌如杨梅,味蕾呈鲜红色点,或舌呈暗紫色	烟酸、吡哆醇、核黄素、维生素 B_{12}、叶酸、铁
6	牙龈	牙龈红肿、出血或牙龈萎缩	维生素 C
7	皮肤	皮肤干燥、粗糙、无正常的光泽、脱屑、褪色或色素沉着,或毛囊突起如疙瘩,或有点状出血,皮下出血而有青紫斑,皮肤有水肿,伤口愈合慢或愈合不良	维生素 A、维生素 C、维生素 K、烟酸、蛋白质、锌 幼儿见于必需脂肪酸缺乏
8	指甲	舟状指甲,苍白,甲面变粗	铁
9	腺体	甲状腺肿大	碘
10	肌肉、骨骼系统	"O"形或"X"形腿,赫氏沟,念珠形肋骨,或骨关节增大,肌肉萎缩	维生素 D、钙
11	神经系统	易激怒,健忘,思想欠集中,末梢感觉迟钝,膝反射减弱、消失或亢进,失眠,易疲乏	硫胺素、核黄素、维生素 B_{12}
12	消化系统	消化系统症状	锌

(五)人体测量资料分析

从身体形态和人体测量资料中可以较好地反映营养状况,但不同年龄组选用指标不同。

1. 身高和体重

身高和体重是人体测量资料中最基础的数据,在反映人体营养状况上比较确切。体重可以反映一定时间内的营养状况变化,而身高可以反映较长时期的营养状况。

(1) 理想体重:又称标准体重,应用于成年人,一般以此来衡量实际测量的体重是否在适宜范围,常用计算公式如下。

$$理想体重(kg) = 身高(cm) - 100 \quad (Broca 公式)$$

$$理想体重(kg) = 身高(cm) - 105 \quad (Broca 改良公式)$$

$$理想体重(kg) = [身高(cm) - 100] \times 0.9 \quad (平田公式)$$

实际体重与理想体重相比,上下波动在 10% 以内为正常范围,上下波动在 10%~20% 为超重或瘦弱,上下波动超过 20% 为肥胖或极瘦弱。

(2) 身体质量指数(BMI):具体公式如下。

$$BMI = 体重(kg) / [身高(m)]^2$$

BMI 正常值为 18.5~24.9,BMI 小于 18.5 为消瘦,BMI 在 25~29.9 时为超重,BMI 大于 29.9 为肥胖。

(3) 对于儿童,WHO 的主张如下。①身高别体重:对区别急性营养不良和慢性营养不良或既往的营养不良有意义,这一指标主要反映当前营养状况;②年龄别身高:用同年龄参考人群身高的函数表示,因为它是线性数据,不能降低,表示既往的或慢性营养不良;③年龄别体重:方法简便,但不能区分近期影响和远期影响。

2. 上臂围与皮褶厚度

上臂围是一般量取左上臂自肩峰至鹰嘴连线中点的臂围长。我国1~5岁儿童上臂围13.5 cm以上为营养良好,12.5~13.5 cm为营养中等,12.5 cm以下为营养不良。皮褶厚度主要表示皮下脂肪厚度,WHO推荐选用肩胛下、肱三头肌和脐旁三个测量点。瘦、中等和肥胖的判定值,男性分别为小于10 mm、10~40 mm和大于40 mm;女性分别为小于20 mm、20~50 mm、大于50 mm。

3. 其他测量指标

深入调查时还可选用胸围、头围、骨盆径、小腿围、肩峰距等。

4. 人体测量资料的各种评价指数

(1) Kaup指数:Kaup指数 = 体重(kg)/[身高(cm)]^2 × 10^4。用于衡量婴幼儿的体格营养状况。判断标准如下。指数15~18为正常,大于18为肥胖,小于15为消瘦。

(2) Rohrer指数:Rohrer指数 = 体重(kg)/[身高(cm)]^3 × 10^7。评价学龄期儿童和青少年的体格发育状况。判断标准如下。Rohrer指数大于156为过度肥胖,140~156为肥胖,109~139为中等,92~108为瘦弱,小于92为过度瘦弱。

(3) Vervaeck指数:Vervaeck指数 = {[体重(kg) + 胸围(cm)]/身长(cm)} × 100。用于衡量青年的体格发育情况。

5. 人体脂肪含量测定

认为Brozek公式较好,即

$$F = (4.570/D - 4.142) \times 100\%$$

公式中,F代表脂肪含量(%),D为人体密度,$D = M/(V_t - RV)$,M为被测者体重,V_t为人体总容积(在水下测定的排水容积),RV为肺残气容积(人体在水平齐颈状态下所测得的肺残气容积)。

在没有条件测定人体密度时,可采用Siri公式进行计算。

$$F = (4.95/D - 4.50) \times 100\%$$

公式中的身体密度D值参考表4-2中的数值。

表4-2 身体密度D值参考值

性别	年龄				
	17(女16)~19岁	20~29岁	30~39岁	40~49岁	49岁以上
男	1.066±0.016	1.064±0.016	1.046±0.012	1.043±0.015	1.036±0.018
女	1.040±0.017	1.034±0.021	1.025±0.020	1.020±0.016	1.013±0.010

(六)营养调查结果的分析评价

营养调查结果可分析评价下列问题。

（1）居民膳食营养摄取量，食物组成结构与来源，食物资源生产加工，供应分配，就餐方式习惯。

（2）居民营养状况与发育状况，营养缺乏与营养过剩的种类、发病率、原因、发展趋势和控制措施等。

（3）营养方面一些值得重视的问题，例如，动物性食品过多所致的过营养、肥胖症、心血管系统疾病，长期摄食精白米面所致的 B 族维生素不足，方便食品、快餐食品及滥用强化或其他不良食品的影响等。

（4）第二代发育趋势及原因分析。

（5）各种人群中有倾向的营养失调趋势。

（6）全国或地区特有的营养问题解决程度、经验和问题。如优质蛋白质、维生素 B_2、维生素 A 不足问题；个别人群贫血问题；个别地区烟酸缺乏与维生素 C 不足问题；地方病、原因不明疾病与营养问题等。

第三节 膳食结构与膳食指南

一、膳食结构

（一）膳食结构的概念及类型

1. 膳食结构的概念

膳食结构是指膳食中各类食物的数量及其在膳食中所占的比重。膳食结构的这些因素是在逐渐变化的，所以膳食结构不是一成不变的，通过适当的干预可以促使其向更利于健康的方向发展，但是这些因素的变化一般是很缓慢的，所以一个国家、民族或人群的膳食结构具有一定的稳定性，不会迅速发生重大改变。

2. 膳食结构的类型

根据膳食中动物性、植物性食品所占的比重，以及能量、蛋白质、脂肪和碳水化合物的供给量作为划分膳食结构的标准，可将世界不同地区的膳食结构分为以下四种类型。

（1）动、植物食品平衡的膳食结构：该类型以日本为代表。膳食中动物性食品与植物性食品比例比较适当。谷类的消耗量为年人均约 94 kg；动物性食品消耗量为年人均约 63 kg，其中海产品所占比例达到 50%，动物性蛋白质占总蛋白质的 42.8%，能量和脂肪的摄入量低于动物性食品为主的国家，每日能量摄入保持在 2000 kcal 左右。宏量营养素供能比例为碳水化合物 57.7%、脂肪 26.3%、蛋白质 16%。该类型的膳食能量能够满足人体需要，又不至于过剩。蛋白质、脂肪和碳水化合物的供能比例合理。来自于植物性食品的膳食纤维和来自于动物性食品的营养素如铁、钙等均比较充足，同时动物性脂肪又不高，有利于避免营养缺乏病，促进健康。此类膳食结构已经成为世界各国调整膳食结构的参考。

(2) 以植物性食品为主的膳食结构:营养缺乏病是这些国家人群的主要营养问题,人的体质较弱、健康状况不良、劳动生产率较低,但从另一方面看,以植物性食品为主的膳食结构,膳食纤维充足,动物性脂肪较低,有利于冠心病和高脂血症的预防。

(3) 以动物性食品为主的膳食结构:属于营养过剩性膳食。以提供高能量、高蛋白质、高脂肪、低膳食纤维为主要特点,谷类的消耗量小,人均每年为60~75 kg;动物性食品及糖的消耗量大,100 kg左右;奶及奶制品100~150 kg;蛋类15 kg;糖40~60 kg。营养过剩是此类膳食结构国家人群所面临的主要健康问题。心脏病、脑血管病和恶性肿瘤已成为西方人的三大死亡原因,尤其是心脏病死亡率明显高于发展中国家。

(4) 地中海膳食结构:意大利、希腊可作为该种膳食结构的代表。①膳食富含植物性食品,包括水果、蔬菜、谷类、果仁等;②食物的加工程度低、新鲜度高,该地区居民以食用当季、当地的食物为主;③橄榄油是主要的食用油;④脂肪提供能量占总能量的25%~35%;⑤每日食用少量或适量奶酪和酸奶;⑥每周食用少量或适量鱼、禽及少量蛋;⑦以新鲜水果作为典型的每日餐后食品;⑧每月食用几次红肉(猪、牛和羊肉及其制品);⑨大部分成年人有饮用葡萄酒的习惯。此膳食结构的突出特点是饱和脂肪酸摄入量低,膳食中含大量碳水化合物,蔬菜、水果摄入量高。地中海地区居民心脑血管疾病发生率很低,已引起了西方国家的注意,并纷纷参照这种膳食模式改进自己国家的膳食结构。

二、我国居民的膳食结构

(一) 我国居民传统的膳食结构特点

我国居民传统的膳食结构特点是高碳水化合物、高膳食纤维、低动物脂肪,是典型的以植物性食品为主的膳食结构。

(二) 我国居民的膳食结构现状及变化趋势

当前我国城乡居民的膳食虽仍然以谷类食物为主,但摄入量逐渐减少,动物性食品、高热量食品摄入量明显上升,从蛋白质来看,豆类及豆制品消耗率呈下降趋势,动物性蛋白质增多。糖摄入量较低。这种变化在城市比农村明显,高收入人群比低收入人群明显。我国的膳食结构趋于多样化,摄入各种营养素增多,而且随着社会经济的发展,我国居民膳食结构向"富裕型"膳食结构的方向转变。

(三) 膳食结构存在的问题

我国人口众多,各地区、各民族以及城乡之间的膳食构成存在很大差别,富裕地区与贫苦地区差别较大。随着我国居民膳食质量明显提高,城乡居民膳食能量及蛋白质摄入得到基本满足,肉类、蛋类等动物性食品消耗量明显增加,优质蛋白质比例上升。蛋白质接近每日膳食营养素供给量水平,还要略有提高,应该提高豆类及豆制品的消耗量。维生素A及维生素B_2摄入量偏低,应适当增加有色蔬菜和动物性食品的摄入。矿物质中以钙缺乏最为显著,仅达每日膳食中营养素供给量的半数左右,应该增加奶及奶制品的摄入量。微量营养素铁缺乏是我国妇女和儿童患缺铁性贫血的主要原因,应该多食用含血红素铁较多的动物性食品,也可采用强化铁食品进行适当补充。

综上所述,中国居民的膳食结构应保持以植物性食品为主的传统结构,增加蔬菜、水果、奶类和豆类及其制品的消耗。在贫困地区还应努力提高肉类、蛋类等动物性食品的消耗。此外,中国居民的食盐摄入量普遍偏高,食盐的摄入量要降低到每人每日 6 g 以下。

三、膳食指南

(一)膳食指南的概念

膳食指南是根据营养学理论为依据,结合膳食情况,为教育人民群众平衡膳食、合理营养、促进健康制订的指导性意见。

(二)我国居民膳食指南

《中国居民膳食指南》(2016)是为了提出符合我国居民营养健康状况和基本需求的膳食指导建议而制定的法规。自 2016 年 5 月 13 日起实施。针对 2 岁以上的所有健康人群提出以下 6 条核心意见。

1. 食物多样,谷类为主

平衡膳食模式是最大程度上保障人体营养需要和健康的基础,食物多样是平衡膳食模式的基本原则。每天的膳食应包括谷薯类、蔬菜水果类、畜禽鱼蛋奶类、坚果类等食物。建议平均每日摄入 12 种以上食物,每周 25 种以上。谷类为主是平衡膳食模式的重要特征,每日摄入谷薯类食物 250~400 g,其中全谷物 50~150 g,薯类 50~100 g;膳食中碳水化合物提供的能量应占总能量的 50% 以上。

2. 吃动平衡,健康体重

体重是评价人体营养和健康状况的重要指标,吃和动是保持健康体重的关键。各个年龄段人群都应该坚持每日运动、维持能量平衡、保持健康体重。体重过低和过高均易增加疾病的发生风险。推荐每周应至少进行 5 日中等强度身体活动,累计 150 min 以上;坚持日常身体活动,平均每日主动身体活动 6000 步;尽量减少久坐时间,每小时起来动一动,动则有益。

3. 多吃蔬菜、水果、奶类和大豆及其制品

蔬菜、水果、奶类和大豆及其制品是平衡膳食的重要组成部分,坚果是膳食的有益补充。蔬菜和水果是维生素、矿物质、膳食纤维和植物化学物的重要来源,奶类和大豆类富含钙、优质蛋白质和 B 族维生素,对降低慢性病的发病风险具有重要作用。提倡每餐有蔬菜,推荐每日摄入 300~500 g,深色蔬菜应占 1/2。每日吃水果,推荐每日摄入 200~350 g 的新鲜水果,果汁不能代替新鲜水果。吃各种奶制品,摄入量相当于每日液态奶 300 g。经常吃豆制品,每日相当于大豆 25 g 以上,适量吃坚果。

4. 适量吃鱼、禽、蛋、瘦肉

鱼、禽、蛋和瘦肉可提供人体所需要的优质蛋白质、维生素 A、B 族维生素等,有些也含有较高的脂肪和胆固醇。动物性食品优选鱼和禽类,鱼和禽类脂肪含量相对较低,鱼类含有较多的不饱和脂肪酸。蛋类各种营养成分齐全。吃畜肉应选择瘦肉,瘦肉脂肪含量较低。过多食用烟熏和腌制肉类可增加肿瘤的发生风险,应当少吃。推荐每周吃鱼 280~525 g,畜禽肉 280~525 g,蛋类 280~350 g,平均每日摄入鱼、禽、蛋和瘦肉总量 120~200 g。

5. 少盐少油,控糖限酒

我国多数居民目前食盐、烹调油和脂肪摄入量过多,这是高血压、肥胖和心脑血管疾病等慢性病发病率居高不下的重要因素,因此应当培养清淡饮食习惯,成人每日食盐量不超过 6 g,烹调油量 25~30 g。过多摄入添加糖可增加龋齿和超重发生的风险,推荐每日摄入糖不超过 50 g,最好控制在 25 g 以下。水在生命活动中发挥着重要作用,应当足量饮水。建议成年人每日饮水 7~8 杯(1500~1700 mL),提倡饮用白开水和茶水,不喝或少喝含糖饮料。儿童、孕妇、乳母不应饮酒,成人如饮酒,一日饮酒的酒精量男性不超过 25 g,女性不超过 15 g。

6. 杜绝浪费,兴新食尚

勤俭节约、珍惜食物、杜绝浪费是中华民族的美德。按需选购食物、按需备餐,提倡分餐不浪费。选择新鲜卫生的食物和适宜的烹调方式,保障饮食卫生。学会阅读食品标签,合理选择食品。创造和支持文明饮食新风的社会环境和条件,应该从每个人做起,回家吃饭,享受食物和亲情,传承优良饮食文化,树立健康饮食新风。

(三)我国居民平衡膳食宝塔

平衡膳食宝塔提出了一个营养上比较理想的膳食模式。它所建议的食物量,特别是奶类和豆类食物的量与大多数人当前的实际膳食量还有一定距离,对某些贫困地区来讲可能距离还很远,但为了改善中国居民的膳食营养状况,这是不可缺少的。应把它看作是一个奋斗目标,努力争取,逐步达到。

1. 平衡膳食宝塔的结构组成

平衡膳食宝塔(图 4-1)共分为 5 层,包含我们每日应吃的主要食物种类。平衡膳食宝塔各层位置和面积不同,在一定程度上反映出各类食物在膳食中的地位和应占的比重。平衡膳食宝塔建议的各类食物的摄入量一般是指食物的生重。

2. 应用平衡膳食宝塔需注意的问题

(1) 确定自己的食物需要。从事轻微体力劳动的成年男子如办公室职员等,可参照中等能量膳食来安排自己的进食量;从事中等强度体力劳动者如钳工、卡车司机和农田劳动者,可参照高能量膳食来安排;不参加劳动的老年人可参照低能量膳食来安排;女性需要的能量往往比从事同等劳动的男性低。

(2) 同类互换,调配丰富多彩的膳食。应用平衡膳食宝塔应当把营养与美味结合起来,按照同类互换、多种多样的原则调配一日三餐。

（3）合理分配三餐食量。我国多数地区居民习惯于一日三餐。一般早、晚餐各占 30%，午餐占 40% 为宜，特殊情况可适当调整。

（4）因地制宜，充分利用当地资源。我国幅员辽阔，各地的饮食习惯及物产不尽相同，只有因地制宜，充分利用当地资源才能有效地应用平衡膳食宝塔。

（5）要养成习惯，长期坚持。膳食对健康的影响是长期的结果。应用平衡膳食宝塔需要自幼养成习惯，并坚持不懈，才能充分体现其对健康的促进作用。

图 4-1 为中国居民平衡膳食宝塔。

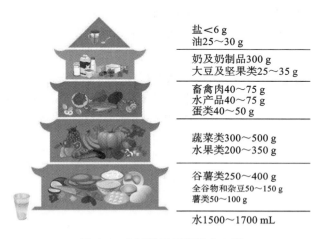

图 4-1　中国居民平衡膳食宝塔

第四节　合理营养与膳食

一、合理营养与平衡膳食

合理营养是指人们通过合理的膳食和科学的烹调加工，向机体提供足够的热量和各种营养素，并保持各种营养素之间的平衡，维持人体正常需要和身体健康的营养。能够满足合理营养需求的膳食就是合理膳食，也称为平衡膳食，具体是指能提供给人体种类齐全、数量充足、比例适宜的各种营养素和足够的热量，并与机体的需要保持平衡的膳食。

合理营养是制订膳食营养素供给量标准的基本依据，也是提高全民健康水平的最高目标。合理营养通过平衡膳食达到目的，平衡膳食是在合理营养指导下完成的。

二、合理营养的基本卫生要求

（1）满足人体热量和各种营养素的需要，以保证机体活动和劳动所需要的能量；保证机体的新陈代谢、生长发育、组织修复、维持和调节体内的各种生理活动；提高机体免疫力和抵抗力，适应各种环境和条件下的机体需要。

（2）摄取的食物应保持各种营养素平衡，包括各种营养素摄入量和消耗量以及各种营养素之间的平衡。

（3）食物清洁、安全、无污染，不含各种有毒物质和病原微生物，保证使用安全。为了维护健康，食物不应含有危害人体健康的各种有害因素，食物中的微生物、化学物质、农药残留、食品添加剂、真菌及其毒素等情况应符合我国食品卫生标准。

（4）通过科学的烹调加工方法，尽可能减少食物营养素的损失，并提高其消化吸收率。改善食物的感官形状，使其具有良好的色、香、味、形、软硬度等，使食物多样化，增进食欲，满足饱腹感。

（5）合理的膳食制度和良好的饮食习惯。根据不同人群的生理需要和生活、学习、劳动性质加以合理安排，一般早、午、晚三餐供热比分别占每日总能量的30%、40%、30%。同时还应养成不挑食、不偏食、不乱吃零食、不暴饮暴食等良好饮食习惯。

自测题

一、名词解释

合理营养

二、选择题

1．平衡膳食宝塔的第二层是（   ）。

A．蔬菜和水果   B．谷类   C．油脂类   D．奶类和豆类

2．三餐分配要合理，一般早、中、晚三餐的能量比为（   ）。

A．3∶3∶4   B．4∶3∶3   C．3∶4∶3   D．2∶4∶4

（宗　飞）

第五章 皮肤营养与美容

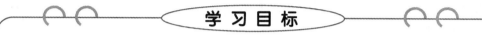

1. 掌握皮肤健美与营养的关系。
2. 熟悉皮肤衰老与营养的关系。

健康的身体需要营养,同样,美丽的肌肤也离不开合理的营养和膳食。饮食是皮肤美容的重要基础,如果长时间饮食结构不合理,就会使皮肤变得晦暗。因此,均衡营养与皮肤美容有着密不可分的关系。任何一种营养物质的缺乏,都可能引起人体结构的变化,从而影响美容,甚至导致疾病。

第一节 概 论

皮肤作为人体众多组织的一部分,是由水、蛋白质、脂类、碳水化合物(糖类)、维生素、矿物质和微量元素等营养素构成的,这些物质在人体皮肤中有其特定的构成比例。它们参与人体肌肤内复杂的新陈代谢。

饮食调养既有利于补充人体健康和美容所必需的营养素,又可防治各种不利于人体健康和健美的疾病。食物中的蛋白质、脂肪、糖类、无机盐、微量元素、水、纤维素等营养素,是人体健康和颜面的美所必需的营养素。这些营养素的主要来源是食物。因此,全面合理地从食物中摄取平衡膳食,是美容健体最重要的物质基础。

(一)维生素 A——防皱

"美容维生素"就是给维生素 A 的美誉,它不但可以促进生成皮肤细胞内的胶原蛋白和弹力纤维等成分,而且这些物质对于维持皮肤细胞弹性和结构有着重大意义。如果皮肤不能摄入足量的维生素 A,皮肤表面的汗腺和皮脂腺分泌将受到抑制,导致皮肤出现松弛、粗糙、色泽暗淡等问题,皱纹的产生会明显加剧。

富含维生素 A 的食物包括菠菜、南瓜、西红柿、油菜、青椒、胡萝卜以及动物肝脏等。

(二) B 族维生素——促生长

B 族维生素是维生素中一类的总称,对皮肤有好处的只有维生素 B_2。维生素 B_2 不仅可以参与脂肪的新陈代谢,还可以促进皮肤细胞的生长,防止因脂肪过剩而导致皮肤的油脂分泌量增大,诱发粉刺等。一般脂溢性皮炎就是因为人体的维生素 B_2 摄入不足而导致的。若想通过饮食补充维生素 B_2,则宜多食用鱼类、蛋类以及动物肝脏等。

(三) 维生素 C——美白

维生素 C 对皮肤有如下两大作用。

(1) 加速皮肤黑色素的分解,抑制黑色素的形成,能清除皮肤表面的黑斑、黄褐斑、雀斑等,美白作用显著。

(2) 加快细胞胶原蛋白的合成,维持细胞结缔组织的稳定,从而保持皮肤的弹性,预防皱纹的产生。一般缺乏维生素 C,就容易导致皮肤粗糙、没有弹性,而若想及时补充维生素 C,一般可以借助食物或者服用维生素 C 片。

生活中富含维生素 C 的食物包括青椒、菜花、马铃薯、韭菜、油菜,以及柿子、柚子、橙子等。

(四) 维生素 E——抗衰老

维生素 E 对抗衰老有着显著的作用,它可有效改善皮肤的血液循环状况,因而有着"青春素"的美誉。更重要的是,维生素 E 还可有效促进维生素 A 在人体内的吸收,一般皮肤失去原有的光滑细腻,并逐渐丧失弹性的时候,很有可能就是因为缺乏维生素 E,使皮肤细胞过早衰亡而出现角质化现象而导致的。通过食用大豆、麦芽、全麦等谷类食物和绿叶蔬菜可有效补充体内的维生素 E。

(五) 蛋白质

构成真皮的弹性蛋白与胶原蛋白使皮肤丰盈、有弹性,所以均衡、优质的蛋白质对皮肤非常重要。蛋白质缺乏会导致皮肤弹性减退,皮肤干燥,无光泽。皮肤中细胞的活动离不开蛋白质,摄入足量的蛋白质不但有助于增加脸部肌肉的弹性,还能增加皮肤的光泽。如果人体内蛋白质长期摄入不足,不但影响机体器官的功能,降低对各种致病因子的抵抗力,而且会导致皮肤的生理功能减退,使皮肤弹性降低、失去光泽、出现皱纹。

(六) 胶原蛋白

胶原蛋白是构成皮肤的主要成分,能使细胞变得丰满,从而使肌肤丰润,皱纹减少。皮肤的衰老最早表现为胶原蛋白减少,皮肤储水能力下降,肌肤弹性下降,真皮层变薄。胶原蛋白缺失严重,会使表皮与真皮结合松懈,蛋白纤维变得松弛,易折断而使皮肤老化起皱。

(七) 透明质酸酶

皮肤的细腻和光洁程度与真皮中透明质酸酶的含量有密切的关系,而透明质酸酶又与雌激素的分泌量有密切关系。卵巢中分泌的雌激素增加时，雌激素在真皮内与某些特异受体相结合，从而促进透明质酸酶的形成。但是，无论是透明质酸酶，还是各种激素，都要靠蛋白质来生成。

（八）氨基酸

蛋白质是由 20 多种氨基酸组成的，皮肤角质层里 40% 都是氨基酸，氨基酸也是皮肤的天然保湿因子。所以，皮肤如果缺少氨基酸，就会容易出现皱纹，变得干燥，形成老化型肌肤。

（九）酶

酶是一种活性蛋白质，由多种维生素、矿物质和氨基酸构成。紫外线、环境压力和衰老会使脸部皮肤从"剥壳鸡蛋"变成"茶叶蛋"，而酶能挽救暗沉的皮肤。

（十）微量元素

铁是人体造血的重要原料，人体如果缺铁，可引起缺铁性贫血，出现颜面苍白、皮肤无华、乏力等。含铁丰富的食物有各种动物肝脏、海带、芝麻酱、黑豆、黑木耳等。

锌是人体内多种酶的重要成分之一，它参与人体核酸及蛋白质的合成。锌对第二性征发育体态，特别是女性的"三围"有重要影响。锌对皮肤健美有独特的功效，能防治痤疮、皮肤干燥和各种丘疹。含锌丰富的食物有牡蛎、海参、海带等海产品，以及瘦肉、核桃仁、葱、金针菇等。

人体皮肤的弹性及红润与铜的作用有关。铜和铁都是人体造血的重要原料，铜还是组成人体中一些金属酶的成分，并参与蛋白质、核酸的代谢等。人体缺铜，可引起皮肤干燥、粗糙、头发干枯、面色苍白、生殖功能衰弱和抵抗力降低等。含铜丰富的食物有动物内脏、虾、蟹、贝类、瘦肉等。

硒能改善和提高视力，使眼睛明亮有神，能使头发富有光泽和弹性；硒还能调节维生素 A、C、E、K 的吸收与代谢，增强人体的抵抗力。含硒丰富的食物有小麦、小米、玉米、大白菜、鱼类、蛋类、南瓜等。

皮肤营养缺乏和某些营养素的缺乏、营养素的不平衡、抗氧化营养素的不足有关。调整人体的营养状态，提高人体的抗氧化能力，减少脂质过氧化物的产生，会有益于美容。

第二节　不同皮肤类型与营养

按照中医理论，从人的体质分类上看，体内水分异常多者为"湿"重，这类人的皮肤一般呈油性；相反，体内水分异常少者为"燥"，属于干性体质，皮肤一般呈现粗糙和干燥状态。从现代医学观点看，油性皮肤者，皮脂腺分泌较旺盛，体内雄激素分泌较多，皮肤毛细血管扩张；干性皮肤者，皮肤内水分不足，皮肤缺乏弹性，易生皱纹。根据不同类型皮肤进行饮食调养,对皮肤的健美大有益处。

皮肤类型并不是一成不变的,可随年龄、季节而变化。如青春期,皮脂腺分泌较旺盛,可表现为油性皮肤,而到了中年以后,由于皮脂腺分泌减少,皮肤可呈中性甚至干性。季节对皮肤类型也有一定的影响,夏季皮脂分泌多,而冬季皮脂分泌较少,可使皮肤类型稍有改变。正常皮肤滥用化妆品后常会导致皮肤敏感,甚至出现皮肤过敏症状,因此,皮肤类型是会相互转化的。通常根据皮肤的pH值、皮脂腺分泌状况、含水量等,将面部皮肤分为以下5种类型。

(一) 油性皮肤

多脂饮食的成年人多为油性皮肤,由于皮脂腺分泌皮脂过多,角质层皮脂与含水量不平衡,使角质层的含水量低于20%,pH<4.5,面部皮肤外观油腻、光亮、毛孔粗大,弹性好,不容易产生皱纹,对阳光、化妆品及其他刺激因素耐受性好,且不易出现衰老现象,但较容易生粉刺、痤疮、脂溢性皮炎。油性皮肤者宜食用富含微生物的新鲜蔬菜和水果,避免过于油腻、高热量、高糖、辛辣刺激、过热的食物,以免皮脂腺和汗腺同时大量分泌。

油性皮肤者饮食宜选用凉性、平性食物,如冬瓜、丝瓜、白萝卜、胡萝卜、竹笋、大白菜、小白菜、卷心菜、莲藕、黄花菜、荸荠、西瓜、柚子、椰子、鸡肉、兔肉等。少吃辛辣、温热性及油脂多的食物。

(二) 干性皮肤

干性皮肤多见于40岁以上的成年人,又可分为缺水性干性皮肤和缺油性干性皮肤,两种类型既可单独存在,又可同时存在。缺水性干性皮肤多见于35岁以上的人,既缺油又缺水的干性皮肤多见于老年妇女。这类皮肤导电性差,在紫外线灯下呈淡蓝色,对化妆品和阳光的耐受性差,很容易发生过敏性皮肤病。皮肤干燥主要是角质形成细胞中的天然保湿因子及皮脂腺分泌的皮脂减少,使角质层含水量低于10%,pH>6.5。干性皮肤皮纹细小,毛汗孔不明显,皮表干燥,没有光泽,对日光的耐受性差,对外界刺激比较敏感,较易出现皱纹及色素沉着等老化现象。

干性皮肤者的饮食应避免刺激性、辛辣的食物,宜选用高脂肪及富含维生素E的食物,补充足量的水分。富含 ω-3 系列脂肪酸的食物,如橄榄油、亚麻籽油、鱼、杏仁果、夏威夷果仁等,富含 ω-6 系列脂肪酸的食物,如牛肉、猪肉,对干性皮肤的人群也是有益的。

(三) 中性皮肤

中性皮肤是理想的皮肤类型。其角质层含水量与皮脂分泌量适宜。角质层含水量在20%以上,pH为4.5~6.5,皮肤既不干燥也不油腻,洁白红润,表面光滑油腻,富有弹性,对日光耐受性好,不容易出现皱纹,对外界刺激不敏感。拥有理想类型皮肤的人群饮食要均衡,注意水分的补充。

中性皮肤者宜多食豆类,如黑豆、黄豆、赤小豆及蔬菜、水果、海藻类等碱性食品,少吃鸟兽类、鱼贝类酸性食品,选用具有活血化瘀及补阴类中药,如桃仁、当归、莲花、玫瑰花、红花及枸杞、玉竹、女贞子、旱莲草、百合、桑寄生、桑椹子。

（四）混合性皮肤

混合性皮肤是指一个人同时存在干性皮肤与油性皮肤的特点，通常是面中央部即前额、鼻及下颌部表现为油性皮肤，而双面颊、双颞部表现为干性皮肤。

此类型皮肤应均衡饮食，避免过于油腻、高热量、辛辣刺激及过热的食物。

（五）敏感性皮肤

敏感性皮肤多见于过敏性体质者，面部皮肤在接触外界各种刺激如日光、冷、热及化妆品时，比较容易出现红斑、丘疹，自觉瘙痒或刺痛；用敏感物质进行斑贴试验，反应为阳性。据统计，大约只有7%的人是真正属于保护力较差的天生敏感性皮肤，其余则是一些后天常见的皮肤病引起的，如化妆品皮炎、脂溢性皮炎及红斑狼疮等，或外在人为的生理压力及环境变化等因素导致的皮肤敏感。敏感性皮肤者可从饮食来改善皮肤状况。

食用紫甘薯、洋葱、葡萄、苹果等蔬菜和水果，其中富含的花青素为类黄酮化合物，可阻止组胺的释放，有助于过敏症状的控制；维生素C是天然的抗组胺剂；含锌的食物可减轻过敏症状。摄取富含维生素 B_1 和维生素 B_2 的食物，有助于对脂溢性皮炎引发的皮肤过敏症状进行控制。

第三节　不同年龄人群的皮肤与营养

岁月的流逝在人们的皮肤上留下痕迹，从婴幼儿到青少年，从中年到老年，皮肤缓慢地发生着变化。

（一）婴幼儿时期

婴幼儿皮肤薄，含水量高，总皮脂量低。真皮结缔组织纤维细弱，毛细血管网丰富。皮肤pH偏中性，顶泌汗腺无分泌，汗腺发育不完全，调节体温能力不完善。皮肤的屏障功能低下，易受外界侵袭。对皮肤的保养应以清洁为主，加强皮肤保健。提高身体素质，增强抵抗疾病的能力；营养方面主要培养孩子不偏食，多吃水果、蔬菜；经常晒太阳，保证孩子有充足的睡眠，养成良好的生活习惯。

（二）青少年时期

青春期，机体各系统、器官、组织及生理功能均处于发育阶段，表皮细胞层数增多，角质层变厚，真皮纤维增多，由细弱变致密；内分泌功能增强，皮脂腺、汗腺分泌旺盛。此时期的皮肤一般偏油性，毛囊皮脂腺导管易阻塞，导致皮脂淤积形成痤疮，引发炎症反应。适量的紫外线照射对人体的健康、皮肤的健美有益。青少年应养成良好的生活习惯，饮食得当，避免过多食用高糖、高脂和刺激性的食物，以清淡食物为主，蔬菜和水果均有益于成长。这一时期,皮肤坚固、柔韧、光滑、润泽。

(三) 中年时期

岁月流逝,通常在某些特定部位,因肌肉的机械牵拉作用,中年时期皮肤渐渐失去弹性,变松弛,开始出现皱纹。皮肤保养应从心理、生活、饮食、运动等多方面综合进行。注意补充足够的水分,食用含抗氧化剂的食物,保护皮肤,防止自由基对皮肤的伤害;避免食用加工的或简单的糖类食物,以免导致血液中胰岛素上升过快,促进发炎和老化的现象,少量多餐,避免暴饮暴食;摄入适量的动物性蛋白质,以修复身体组织和对抗外来的感染。

(四) 老年时期

老年时期表皮变薄,表皮萎缩伴真皮乳头扁平,基底层细胞分裂能力降低,表皮更新速度减慢。皮肤感觉功能减退,痛阈增高。表皮和真皮结合部位变平,营养供应和能力交换减少。真皮弹性蛋白和胶原蛋白降解增多;基质的蛋白多糖合成减少,加上皮下组织脂肪减少,使皮肤弹性下降,出现松弛和皱纹;郎格汉斯细胞数量减少、活动减慢,使皮肤免疫防御能力降低;黑素细胞分布不均,使得肤色不一,色素斑出现。

食用富含维生素 C 的蔬菜、水果以及中药材枸杞都可达到淡化老年斑的效果;外用一些去角质的 A 酸、果酸、水杨酸等,可因为加速移除表皮中的黑色素而有轻微的淡斑效果;搭配其他抑制黑色素生成的物质,如对苯二酚、甘草提取物、熊果素。或以左旋维生素 C 将黑色素还原成无色的黑色素前体,则淡斑的效果更好。

第四节 不同性别皮肤与营养

直接影响肌肤的是雄激素和雌激素。两性生理特点的不同,决定了两性皮肤具有不同的特点,男性的皮肤比较粗糙,女性的皮肤油脂少。油脂多的皮肤易沾污物,尤其是脂溶性有机物质和许多种微生物积蓄而诱发炎症和感染。男性毛多,毛孔比较粗大,细菌、真菌、病毒等可以长驱直入,引发感染。女性毛少,毛孔较细小,感染机会相应少一些。男性皮肤的黑色素含量,特别是面部等暴露部位一般高于女性,由于黑色素有光保护功能,因而男性的日光皮炎、日光疹发病率低于女性,女性皮肤更需要防晒。

(一) 女性皮肤与营养

女孩从发育开始,雌激素分泌逐渐旺盛,皮下脂肪趋于发达,皮肤变得润滑、光泽,富有弹性,身体也逐渐显示出女性特有的曲线美。女性皮肤最美时期为 15~25 岁,20 岁为最佳时期,这是激素分泌所致,这种状况一般可保持至 40 岁左右。由于年龄的增长,皮肤状况随着女性激素分泌的周期变化而变化,在月经期皮肤特别敏感,显得粗糙,而在排卵期皮肤特别光滑细柔。同时,怀孕期的女性容易出现黄褐斑,皮肤也特别粗糙,而进入哺乳期后黄褐斑会慢慢消退。总之,女性皮肤细柔、娇嫩;皮脂的分泌量较少,毛囊皮脂腺开口较小;

毛发少；黑色素含量较少，显得比较白净；皮肤血管收缩调节能力较弱。因此，女性皮肤容易遭受紫外线等外界因素的伤害，易患冻疮、下肢静脉曲张等。

18～24岁的女性皮肤具有保护和免疫的能力，脂腺分泌物增加，易生痤疮。饮食上多吃有助于减少多余油脂的食物，如含维生素多的豆类，多喝白开水，多吃蔬菜、水果，少吃盐、油。

25～33岁的女性肌肤状态已经趋于稳定阶段，而且有下滑趋势，皮肤比较细腻，但弹性不足。额头及眼下会出现细纹，皮脂腺分泌逐渐减少，但T字区油脂分泌还是很旺盛。皮肤容易敏感，容易出现色素沉着。饮食上多吃马铃薯、柑橘、橙子、柠檬、青红椒、番茄、红葡萄等。马铃薯含有丰富的维生素C、铁和钙，其他的都含有丰富的胡萝卜素和维生素A、B_2、C、E，能补充相当多的水分。不要吃易于消耗体内水分的油煎食品。多喝牛奶，提高免疫力。

34岁以上女性皮肤特性：青春逐渐流逝，女人开始衰老，皮肤也是。皮肤的表面会出现大量坏死的细胞，皮肤粗糙，肤色开始发暗，出现皱纹，色素沉着。皮脂分泌减少，皮肤易干燥，较敏感。皮肤不再有自身修复和再生能力。饮食上多吃肉类，肉类含有丰富的锌等微量元素，它是修补及合成体内蛋白质的重要元素，能补充体力，还能增强免疫力。红肉（牛肉、羊肉）所含的铁是红细胞的基本成分，可以保证向身体的所有器官供氧，其中含有的蛋白质能保证氨基酸的供给，补充皮脂的分泌。

40岁以后自然老化、紫外线、环境污染及精神紧张所带来的恶果开始显现——皮肤内的胶原蛋白含量减少，出现皱纹。机体内所出现的内分泌系统紊乱也会对皮肤造成不利影响。皮肤变得更加敏感、更加松弛。

（二）男性皮肤与营养

男性的雄激素分泌量一直到老年变化都不大，这也是男性皮肤不易衰老的原因。由于男性激素活动过频会刺激皮脂分泌，所以油脂及汗水分泌比较多，平均油脂分泌量是女性的2倍。因此，男性皮肤一般偏向油性，pH值为4.5～6.0。当旺盛的分泌物未被及时清洗、疏导而堵塞毛孔，皮肤会容易患痤疮。男性皮肤角质层平均比女性厚16%。皮肤老化痕迹出现的时间比女性晚，在30～50岁皮肤的紧致度减少约25%，35岁之后，男性进入衰老队伍，新陈代谢和身体各项功能严重下降。男性的肌肤更易干燥、脱水，血液循环速度比女性快50%，并且耗氧量较大。眼周肌肤更易产生细纹，易疲劳。男性的肌肤拥有更多毛发，频繁地剃须会使毛发生长得更快，不适当剃须会滋生细菌，使肌肤受损，容易提前老化。在饮食上男性要注意以下几点。

（1）适当摄取肉食品。青年男性由于能量支出明显高于同龄女性，因而应适当多吃些肉类食品以补充体内之需。通常应多食瘦肉。

（2）注意钙的摄取。钙的重要性往往被青年人忽视。钙缺乏也会导致身体各部不适，严重时会诱发各种疾病。因此，青春期也应注意摄取大豆制品、海产品、奶类和芝麻酱、小白菜等含钙丰富的食品。

（3）不可酗酒。过量饮酒会引起酒精中毒性肝硬化，能诱发心脏病等多种疾病。

（4）禁止吸烟。吸烟无异于吸毒。香烟中对人体危害极大的致癌物质及其他有害物质不下数十种。长期吸烟可导致皮肤晦暗、松弛。

第五节　不同季节与营养膳食

（一）春季

冬春交换之时，气温仍然寒冷，人体内消耗的热量较多，所以宜于进食偏温热的食物。饮食原则为选择热量较高的主食，并注意补充足够的蛋白质。春季中期，为天气变化较大之时，气温骤冷骤热，变化较大，可以参照早春时期的饮食进行。在气温较高时可增加青菜的食用量，减少肉类的食用。春季晚期，为春夏交换之时，气温偏热，所以宜于进食清淡的食物。饮食原则为选择清淡的食物，并注意补充足够的维生素，如饮食中应适当增加青菜。

春天饮食宜清淡，少吃油腻、生冷、辛辣，并且少吃酸味食物，增加甜味食物，如山药、大枣，可帮助脾胃机能。

春天食补应以温补为要，适合的食补有鸡、鸭、鱼、牛奶、蛋、豆浆、蜂蜜、红豆、橘子、苹果、核桃等；适合的药膳有姜、葱、人参、枸杞、白芍、首乌、薄荷、黄芪、菊花、山药等。

（二）夏季

夏天天气炎热，在高温环境下，人体的体温调节、水盐代谢及消化、循环、神经、内分泌和泌尿系统都会发生显著的变化，这些变化导致人体代谢增强和营养素消耗增加。气候闷热，往往使人食欲减退、睡眠欠佳，所以，夏天常会发生所谓的"苦夏"。为了增强体质，平安度过盛夏，在夏季饮食安排上，应该注意以下问题。

夏天，宜选食既能益肤美容又有"养肺气"及"清补"作用的食品、药品，如冬瓜、西瓜、丝瓜、赤小豆、甲鱼、乌龟、鸭蛋、鸡蛋、海带、海参、猪瘦肉、梨、莲藕、荸荠、白木耳、黑木耳、无花果、百合、桑椹子、旱莲草、玉竹、杏仁、枸杞、薏苡仁、白菊花、女贞子等。

1. 多吃蔬菜水果，提供充足的维生素

出汗可使水溶性维生素大量丢失，尤其是维生素C，需要量比其他季节多一倍，同时也应补充B族维生素。在新鲜蔬菜及夏熟水果中，西红柿、杨梅、桃、李子等维生素C含量极为丰富。B族维生素在谷类、豆类、动物肝脏、肉、蛋类中含量较多，夏季人们可适当补充这些食物，也可适当口服些酵母。

2. 补充水和无机盐

当人体大量出汗或体温过高时，不但可造成体内水分不足，丢失大量的钠、钾等元素，缺钠又可加重缺水，所以要注意补充水和无机盐。水和盐的补充以汤的形式较好，菜汤、肉汤、鱼汤可交替选择。在餐前饮少量的汤还可以增加食欲。大量出汗的人应在两餐之间补充一定量的含盐饮料。另外，可食用含钾高的水果和蔬菜，如油菜、芹菜、毛豆、冬菇、土豆、紫菜、花生、橙子、红枣等。

3. 多吃清热利湿的食物

清热的食物宜在盛夏时吃。常用的清热食物有西瓜、苦瓜、桃、草莓、西红柿、绿豆、黄瓜等。健脾利湿的食物主要有冬瓜、南瓜、苦菜、姜、莲藕、薏苡仁、山药等。

4. 饮食以清淡为主

夏天气温高,出汗多,饮水多,胃酸易被冲淡,消化液分泌相对减少,消化功能减弱,再加上睡眠不足和天热贪吃生冷食物,如果进油腻食物,势必会加重胃肠负担,影响消化。因此,宜少吃油腻食物,夏季饮食应以清淡平和为主。另外,早晚餐喝点粥,如绿豆粥、莲子粥、荷叶粥、莲藕粥、皮蛋粥等,既能生津止渴,清凉解暑,又能补养身体。

5. 讲究烹调方法

膳食要易于消化,色香味俱佳。宜多吃些凉拌或焯拌的菜肴,可适量加大蒜、姜、醋等调味品来调节口味,以增加食欲。吃饭时还可以佐食咸菜和风味小菜,既帮助下饭,又可以补充盐分。

(三)秋季

秋天,多吃一些有酸味的水果是有利于健康的。秋天,宜选食既可益肤美容又有"养肝气"的"平补""不寒不热"的食品及药品,如猪瘦肉、兔子肉、猪皮、猪蹄、黑芝麻、白扁豆、海带、鸡肉、鸡蛋、胡萝卜、白萝卜、花生、大枣、松子仁、紫菜、黄精、火麻仁、杏仁、白菊花、淮山药、白茯苓、薏苡仁、何首乌、芡实、桃仁等。

(四)冬季

冬季,气候寒冷,阴盛阳衰。人体受寒冷气温的影响,机体的生理功能和食欲等均会发生变化。因此,合理地调整饮食,保证人体必需营养素的充足,对提高老人的耐寒能力和免疫功能,使之安全、顺利地越冬,是十分必要的。

首先应保证热量的供给。冬天的寒冷气候影响人体的内分泌系统,使人体的甲状腺素、肾上腺素等分泌增加,从而促进和加速蛋白质、脂肪、碳水化合物三大类热源营养素的分解,以增加机体的御寒能力,这样就造成人体热量散失过多。因此,冬天营养应以增加热量为主,可适当多摄入富含碳水化合物和脂肪的食物。对于老年人来说,脂肪摄入量不能过多,以免诱发老年人的其他疾病,但应摄入充足的蛋白质,因为蛋白质的分解代谢增强,人体易出现负氮平衡。蛋白质的供给量以占总热量的15%~17%为好,所供给的蛋白质应以优质蛋白质为主,如瘦肉、鸡蛋、鱼类、乳类、豆类及其制品等,这些食物所含的蛋白质,不仅便于人体消化吸收,而且富含必需氨基酸,营养价值较高,可增加人体的耐寒和抗病能力。

冬天,宜选食既可益肤美容又有"养心气"及"滋补"作用的食物与药物,如羊肉、鸽子肉、鹌鹑肉、麻雀肉、鸽蛋、麻雀蛋、鹌鹑蛋、牛奶、牛肉、鸡肉、龙眼肉、荔枝肉、海参、红枣、胡桃仁、紫河车、人参、炒白术、黄芪、白扁豆、黄精、熟地黄、肉苁蓉、菟丝子、蛇床子、骨碎补、沙苑子等。

自测题

一、选择题

1. 以下具有防皱功效的是（　　）。
A. 维生素 A　　B. B 族维生素　　C. 维生素 C　　D. 蛋白质　　E. 胶原蛋白
2. 以下具有美白功效的是（　　）。
A. 维生素 A　　B. B 族维生素　　C. 维生素 C　　D. 蛋白质　　E. 胶原蛋白
3. 理想的皮肤类型是（　　）。
A. 中性皮肤　　B. 油性皮肤　　C. 干性皮肤　　D. 敏感性皮肤　　E. 混合性皮肤

二、填空题

1. 缺乏维生素 A 宜多食_____、_____、_____等食物；缺乏 B 族维生素可多食_____、_____、_____等食物；缺乏维生素 E 可多食_____、_____、_____等食物。

2. 中性皮肤者宜多食_____、_____、_____等食物；油性皮肤者宜多食_____、_____、_____等食物；混合性皮肤者宜多食_____、_____、_____等食物。

三、简答题

不同季节的营养膳食有何区别？

（张　薇）

第六章　问题皮肤的营养膳食

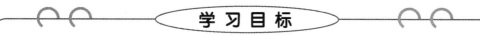

1. 掌握常见问题皮肤的营养治疗及膳食调养方法。
2. 熟悉问题皮肤的病因及临床表现。
3. 了解问题皮肤的生理改变。

皮肤是人体中面积最大的器官,被覆于人体体表,直接与外界接触,对维持机体内环境稳定具有极其重要的作用,同时皮肤也是重要的审美器官,皮肤的健康与美感直接影响着人体美。健康的皮肤应该是细嫩、光泽、富有弹性的,但在很多因素的影响下,皮肤的外观都会发生变化,如年龄、饮食、气候和身体状况等。此外,机体的很多皮肤疾病都会影响皮肤的生理功能和组织结构,引起皮肤的颜色、质地等外部形态发生改变,如形态及颜色各异的丘疹、色素斑、结节、脓疱等皮损。很多问题皮肤的预防和治疗都与合理的营养膳食有关,合理的营养膳食可以预防和改善皮肤的不良状况。

第一节　衰老皮肤的营养膳食

随着年龄的增长,机体的皮肤与其他器官一样,也会逐渐衰老。衰老皮肤在保持水分、维持皮肤润泽、弹性等方面逐渐减弱,开始出现皮肤干燥、松弛、粗糙、皱纹增多、下垂、色素沉着等状况。皮肤的老化是自然规律,但是合理的营养膳食能够改善皮肤的不良状况,延缓皮肤的衰老。

衰老皮肤,是指皮肤在外源性因素或内源性因素的影响下,皮肤的外部形态、内部结构以及生理功能出现衰退的现象。

一、皮肤衰老的原因

（一）内在因素

1. 遗传性衰老

人类遗传因子的化学本质是 DNA。每个个体中 DNA 片段的不同配对决定着人体皮肤衰老出现的早晚。

2. 代谢性衰老

随着年龄的增长，机体自身的新陈代谢速度普遍下降，机体的吸收、利用、转化、排泄、运输和恢复等能力均比以往有大幅度的降低，这致使皮肤出现衰老迹象。

3. 循环性衰老

机体中动静脉、毛细血管管壁弹性随着年龄的增长而下降及纤维老化，引起微循环异常，局部血流量减少，甚至部分毛细血管开始关闭。这造成了机体对皮肤器官的营养供应以及废物排泄的能力下降。

4. 自由基衰老

自由基学说认为，人体的衰老过程其实是一个氧化过程，机体吸入的氧在体内进行新陈代谢过程中会有一部分的氧原子失掉一个电子，形成一个不稳定的氧离子，这就是自由基。自由基在机体内到处游荡，从别的细胞膜上夺取电子与之配对并形成新的稳定物，与此同时，又产生一个新的自由基，如此不断循环。随着年龄的增长，机体内清除氧自由基酶的能力下降，自由基与皮肤的生物分子反应，引起脂质过氧化，造成皮肤的衰老，皮肤会逐渐变得粗糙、发皱、松弛，并且出现老年斑。

（二）外在因素

1. 紫外线伤害

紫外线（ultraviolet）通常用 UV 表示，它指的是太阳光线中波长在 200～400 nm 内的射线，根据波长的大小和对皮肤的不同作用，紫外线又被分为三个波段，分别是：长波紫外线（UVA），波长为 320～400 nm；中波紫外线（UVB），波长为 290～319 nm；短波紫外线（UVC），波长为 200～289 nm。

（1）长波紫外线（UVA）：又称为晒黑段。UVA 的透射力可达人体皮肤真皮层，对玻璃、衣物、水等具有较强的穿透力，作用缓慢、持久。UVA 到达皮肤真皮层，长时间的刺激累积可以造成体内的氧化游离基（自由基）增多，损害弹性纤维和其他组织，导致弹性纤维变性、断裂等，引起皮肤出现松弛、下垂、皱纹和色斑等。

（2）中波紫外线（UVB）：又称为晒红段。UVB 的透射力可达皮肤表皮层，易引起皮肤红肿、疼痛，严重时可产生水疱、红斑等炎症反应，炎症消退后易留下色素沉着。

（3）短波紫外线（UVC）：又称为杀菌段。一般能被大气中的臭氧层阻隔，很少刺激到皮肤，少量到达皮肤表面的 UVC 也会被角质层吸收，所以不会对皮肤产生危害。

2. 气候、季节影响

寒冷、酷热、干燥的环境,可影响皮肤正常的生理功能,使皮肤散发过多水分,产生干燥、脱皮的现象,加速皮肤衰老。

3. 环境影响

空气中的粉尘颗粒附着于皮肤表面,堵塞毛孔,阻碍腺体分泌,易引起皮肤敏感及皮脂分泌能力下降,导致皮肤出现毛孔粗大、皮肤粗糙、痤疮等反应。

4. 错误的保养

市场上美容化妆品种类繁多,普通消费者经常会选用不适合自己的化妆品而引起皮肤过敏、干痒、脱屑、红肿等现象,所以消费者应在专业人士的科学指导下,选择适合自己的化妆品。

5. 饮食不当和不良的生活习惯

皮肤是身体的排泄器官,在日常生活中,经常食用辛辣、刺激、油脂多的食物,会加重皮肤的代谢负担,造成皮肤皮脂分泌过多,堵塞毛孔,引起毛孔粗大等。另外,睡眠不足会使皮肤细胞的各种调节活动功能失常,影响表皮细胞的活力。长期吸烟、喝酒等不良的生活习惯也会大大影响皮肤的正常功能,加速皮肤的衰老。因此,合理的营养膳食、良好的生活习惯、适量的运动能促使全身血液循环加速,保证皮肤的正常功能,增大皮肤弹性和润泽程度,延缓皮肤衰老。

6. 其他因素

过于丰富的面部表情、心情压抑、疲劳、脾气急躁或不当的减肥方法等因素都可以引起皮肤的衰老。

二、皮肤衰老的临床表现

皮肤衰老主要表现在皮肤变薄、弹性降低、皮肤无光泽、出现细小皱纹、肤色黄暗、色素不均匀甚至出现色斑、皮下组织减少以及皮肤和深层软组织结构的松弛、下垂等。

(一)角质层

角质层的自然保湿因子减少,角质细胞分化速度变慢,老化细胞开始增多,皮脂膜保湿及保护能力下降,肌肤变得脆弱、干燥,角质层增厚、变硬、失去光泽。

(二)基底层

基底细胞新陈代谢功能衰退,黑色素细胞功能不稳定,引起局部增生或脱失,表皮变薄,通透性增加,使外来物质易于入侵,进而诱发皮肤过敏及丘疹,出现老年斑或色素沉着。

(三)真皮层

胶原蛋白减少,弹性纤维变性,具有保湿成分的基质黏多糖类合成下降,使皮肤变薄、弹性下降、支撑性变差,出现皱纹。

（四）皮下组织及附属器官

皮下脂肪减少使皮肤松弛。毛囊退化、皮脂腺分泌功能减退、汗腺功能退化、指甲生长迟缓、微血管扩张、抵抗力低下，出现毛发稀少，皮肤干燥，水分易流失，指甲变脆、易折断，皮肤易出现红血丝、老年性血管瘤、老年斑等。

三、皮肤衰老对其生理功能的影响

（一）代谢功能减慢

随着年龄的增长，细胞分裂更新的速度减慢，皮肤的自我修复能力降低。

（二）屏障功能减弱

正常状态下，皮肤角质层中的水分能被保持，有两方面的因素：一方面，由于皮肤表面上有一层由皮脂腺分泌的皮脂、汗腺分泌的汗液以及角质细胞产生的脂质共同作用产生的皮脂膜，它可以有效防止水分的过快蒸发；另一方面，由于皮肤角质层中存在自然保湿因子，它不仅具有保持皮肤角质层中水分稳定的作用，还具有可以根据皮肤需要从空气中吸收水分的能力。老年人皮肤角质层中的自然保湿因子减少，皮脂膜保湿和保护能力下降，则容易患湿疹、皮肤瘙痒及感染皮肤病。

（三）免疫功能下降

皮肤是机体重要的免疫器官，免疫细胞与免疫分子共同维持着皮肤微环境的稳定。随着年龄的增长，免疫细胞与免疫分子的数量减少、活动减慢，致使皮肤的免疫功能下降，老年人对感染的易感性增大，也加大了皮肤恶性肿瘤的发生率。

（四）吸收功能降低

随着角质细胞老化和毛囊的退化，皮肤的吸收功能也随之降低。

（五）感觉功能减退

皮肤内含有丰富的感觉神经末梢，可以感受外界的刺激，产生不同的感觉，如触觉、痛觉、温度觉等。老化的皮肤感觉功能减退，阈值增高。

（六）分泌排泄功能下降

皮肤中的汗腺可以分泌汗液，皮脂腺可分泌皮脂，两者混合形成乳化皮脂膜，滋润保护皮肤、毛发。另外，皮肤还可以通过出汗排泄体内代谢产生的废物，如尿素、尿酸等。老年人的汗腺和皮脂腺功能退化，不能有效地分泌来保护皮肤和排出毒素。

四、衰老皮肤的营养治疗

(一) 科学饮食

多食用延缓皮肤衰老、强健身体的食物,归纳为以下几类。

1. 多食用蛋白质含量丰富的食物

蛋白质是人体中组成细胞、组织的重要成分,是机体生命活动的主要承担者。经常食用富含蛋白质的食物可以促进新陈代谢,使皮肤柔嫩光泽、富有弹性,防止皮肤过早松弛,延缓皮肤衰老。富含蛋白质的食物有瘦肉、蛋类、奶类、豆类及鱼类。

2. 多吃富含维生素 E 的食物

维生素 E 具有抗氧化作用,可以清除体内的自由基,对胶原纤维和弹性纤维有一定的修复作用,进而能够改善皮肤弹性,促进血液循环,使皮肤光滑有弹性,毛发、指甲光滑润泽,消除色斑,促进伤口愈合,延缓衰老。维生素 E 在绿叶蔬菜、花生仁、杏仁、麦胚、核桃、榛子及植物油中含量丰富。

3. 多食用富含维生素 C 的食物

维生素 C 是保持肌肤健康必不可少的营养素,具有分解皮肤中黑色素,预防色素沉着,防治黄褐斑、雀斑的发生,使皮肤洁白柔嫩的功能。维生素 C 富含于各种蔬菜与水果中,如柠檬、猕猴桃、芒果、草莓、橘子、西红柿、大白菜等。

4. 多吃含胶原蛋白和弹性蛋白丰富的食物

胶原蛋白和弹性蛋白是构成真皮组织的主要物质,胶原蛋白能促进皮肤细胞对水分的吸收和储存,使干瘪起皱的皮肤变得丰润饱满、平展光滑。弹性蛋白能加速皮肤血液循环,使皮肤的营养供应充分,从而增加皮肤的弹性和韧性,使皮肤的皱纹变浅或消失。猪皮、鸡皮、鸭皮、鹅皮、鱼皮,猪蹄、牛蹄、羊蹄以及动物的筋腱等食品中含有丰富的大分子胶原蛋白和弹性蛋白。

5. 多食用富含铁、锌、碘等矿物质的食物

要使皮肤光泽红润,需要充足的血液。铁是血液中血红蛋白的主要成分;锌是多种酶的组成成分,参与人体的各种生理活动;碘能促进新陈代谢,加速血液循环,使皮肤光泽有弹性。富含矿物质的食物如动物肝脏、海带、芝麻酱、瘦肉、蛋黄及海产品。

6. 增加含异黄酮类食物的摄入量

异黄酮是黄酮类化合物,它主要存在于豆科植物中,由于大豆异黄酮是从植物中提取的,又与雌激素有相似的结构和功能,因此称之为"植物雌激素"。它可以防治因雌激素水平下降而引起的皮肤衰老,改善更年期症状。

(二) 衰老皮肤推荐膳食

1. 何首乌红枣粥

【配料】 粳米 100 g,何首乌 50 g,红枣 3~5 枚,红糖适量。

【制作和用法】 先将何首乌用砂锅煎取浓汁,去渣备用,何首乌汁与淘洗过的粳米、红枣一同入锅,加入适量水,旺火烧开后,再转用文火熬煮成粥,待粥即将熟时加入红糖搅拌均匀即可。

【功效】 蛋白质、脂肪、维生素含量多,能促进血液循环,抗氧化作用明显,提高老年人机体内的 DNA 修复能力,增加皮肤弹性,延缓衰老。

2. 花生牛蹄筋粥

【配料】 牛蹄筋 80 g,花生米 80 g,糯米 100 g。

【制作和用法】 先将牛蹄筋切成小块,糯米淘洗干净后,与花生米、牛蹄筋一同入锅,加入适量水,至牛蹄筋熟烂,米开汤稠即可。

【功效】 此粥含有丰富的蛋白质、脂肪、矿物质和胶原蛋白,能增加皮肤弹性,补充皮肤营养,使皮肤的皱纹变浅或消失。

3. 小米山药粥

【配料】 小米 100 g,山药 200 g,大枣 5 枚。

【制作和用法】 先将山药去皮切成小块备用,小米淘洗干净后放入凉水中煮开,加入切好的山药和洗净的大枣同煮,至米开汤稠即可。

【功效】 此粥含有丰富的黏液蛋白、维生素及微量元素,可促进皮肤的新陈代谢,提升肌肤的保湿能力,减轻皱纹、色斑、色素沉着。

4. 干果山药泥

【配料】 鲜山药或马铃薯 500 g,桃仁、红枣、山楂、青梅各 15 g,蜂蜜适量。

【制作和用法】 鲜山药或马铃薯 500 g 煮熟,去皮,压泥,再挤压成团饼状,上置桃仁、红枣、山楂、青梅等果料,上蒸锅煮约 10 min,出锅时浇适量蜂蜜。

【功效】 山药补脾益肾,桃仁补肺益肾、润燥健脑,红枣养血补气,能使皮肤皱纹舒展、光滑润泽。

(三)养成良好习惯

养成良好的饮食、生活习惯,不吸烟、少饮酒,保证充足的睡眠,在工作生活中保持愉快的心情、平和的心态都对延缓衰老起着不可忽视的作用。

第二节 色斑皮肤的营养膳食

色斑是指由于黑色素细胞增加而出现的皮肤色素沉着,好发于面部,呈黄褐色或黑色。色斑的形成原因比较复杂,如日晒、遗传因素、激素分泌失调、化妆品使用不当等都能导致色斑的产生。

一、黄褐斑

黄褐斑又称"肝斑""蝴蝶斑"或者"妊娠斑",是边界不清楚的褐色或黄褐色的斑片,多为对称性,易发于颧部、颊部、前额,中青年女性患者居多。

(一)病因

引起面部黄褐斑的原因多而复杂,与如下因素有关。

(1)妊娠:孕期机体分泌大量的孕激素、雌激素,致使皮肤中的黑素细胞的功能增强,黑色素生成增加。孕妇常在妊娠3个月后出现黄褐斑,大部分人会在分娩后月经恢复正常时逐渐消退。

(2)机体的慢性消耗性疾病:如结核、慢性肝肾疾病、慢性胃肠疾病、肿瘤等会导致酪氨酸酶活性增强,黑色素产生增多,而机体在疾病的影响下排出黑色素的能力减弱,黑色素不能及时排出到体外,则在面部产生黄褐斑。

(3)长期应用某些药物:如口服避孕药、苯妥英钠、冬眠灵等均可诱发黄褐斑。

(4)日晒:紫外线照射可提升酪氨酸酶活性,使黑色素生成增多,从而引起颜面部色素沉着。

(5)化妆品使用不当:一些化妆品中锌、铅等重金属含量超出正常的标准,皮肤吸收后激发酪氨酸酶的活性,使黑色素的合成增多而产生黄褐斑。如果盲目使用功效性去斑类产品,会刺激皮肤引起炎症后的色素沉着。

(6)空气污染、粉尘、手机和电脑的电磁辐射、心理因素及过度疲劳都可以导致皮肤的抵抗力下降而引起黄褐斑。

(二)营养治疗

治疗时,在祛除可能的诱发因素和治疗原发病的同时,要注意科学合理膳食。

(1)多食用维生素C含量高的食物。维生素C可以抑制酪氨酸酶的活性,减少黑色素的生成。维生素C还是强效的抗氧化剂,具有较强的还原能力,可以加速黑色素还原。富含维生素C的食物有柠檬、猕猴桃、山楂、大枣、番茄等。

(2)多食用谷胱甘肽含量高的食物。谷胱甘肽是人体内重要的抗氧化剂和自由基清除剂,可以与自由基、重金属等结合,把对机体有害的毒物转化成无害的物质,排出体外。富含谷胱甘肽的食物有西红柿、西瓜、大蒜、鱼、虾、羊肉、淀粉及动物肝脏等。

(3)多食用蛋白质和铁含量高的食物。蛋白质是构成机体组织细胞的最基本物质,机体蛋白质的含量影响着细胞的形成和皮肤的再生。铁是身体中重要的微量元素,与蛋白质结合生成血红蛋白,血红蛋白在机体中有运输氧气、改善微循环、提高皮肤免疫力、减少色斑生成的作用。富含蛋白质和铁的食物有猪肝、瘦肉、蛋黄和绿叶蔬菜、胡萝卜、大枣、蛤蜊以及虾米等。

(4)多食用维生素A、维生素E含量高的食物。维生素A能维持皮肤组织细胞正常的生理功能,保证汗腺和皮脂腺等腺体的正常分泌排泄,使皮肤柔软、光滑、白皙,抑制色斑的产生。维生素 E 具有抗氧化作用,可促进维生素 A 的吸收,并能与维生素 C 起到协同作用,增强皮肤的免疫功能,减少色斑的形成。富含这些成分的食物有胡萝卜、菠菜、奶制品、花生、豆类、玉米油、麦胚油、花生油等。

(5) 中医治疗黄褐斑的原则是辨证施治,根据黄褐斑不同的病因分别治疗。肝气郁结型以舒肝解郁、理气养血为原则;气滞血瘀型以理气活血、化瘀消斑为原则;脾虚血少型以健脾益胃、养血安神为原则;肝肾阴虚型以滋补肝肾为原则。

(三) 黄褐斑推荐膳食

1. 核桃牛奶芝麻糊

【配料】 核桃仁 30 g,牛奶 300 g,豆浆 200 g,黑芝麻 20 g。

【制作和用法】 先将核桃仁、黑芝麻磨碎,然后与牛奶、豆浆调匀,放入锅中同煮,煮沸后加白糖适量,每日早、晚各服 1 小碗。

【功效】 润肤养颜、美白淡斑。

2. 薏苡仁莲子粥

【配料】 薏苡仁 150 g,莲子 50 g,红枣 3～5 枚,冰糖 15 g,冷水 1000 mL。

【制作和用法】 将薏苡仁淘洗干净,放入冷水中浸泡 3 h。莲子去莲心,红枣去核,锅内加入 1000 mL 冷水,先放入薏苡仁,用旺火煮沸,然后加入莲子、红枣同煮至熟透,最后加入冰糖,熬至成粥状食用。

【功效】 健脾去湿,适用于黄褐斑等色斑皮肤。

3. 猪肾消斑粥

【配料】 猪肾 1 对,薏苡仁 50 g,山药 100 g,粳米 200 g。

【制作和用法】 将猪肾去筋膜,洗净切丁,与去皮切块的山药、淘净的粳米同加清水煮粥,加少量食盐调味。体质虚寒者应少服。

【功效】 补肾益肤,祛瘀化斑。

4. 杏仁粳米粥

【配料】 杏仁 10 g,粳米 200 g。

【制作和用法】 将杏仁研磨成粉,淘净的粳米加清水煮粥,待粳米煮至熟烂,加入杏仁粉,搅拌均匀煮开即可。

【功效】 杏仁含有丰富的不饱和脂肪酸和维生素 E 等抗氧化物质,能美白祛斑。

二、雀斑

雀斑是好发于面部的一种针尖至米粒大小的棕褐色点状色素沉着病,因其皮损与雀卵上的斑点相似,故称为雀斑。雀斑一般首发于 3～5 岁,随着年龄增长加重,女性患者居多。好发于面部,特别是鼻和两颊部,手背、肩部亦可发生。夏季日晒后加重,冬季变浅。

（一）病因

(1) 遗传：雀斑患者一般都有家族史，染色体遗传是雀斑的主要成因。大部分会在5岁左右出现，青春期加重。

(2) 激素水平：雀斑在青春期、月经期、妊娠期时明显加重，是因为此时体内性激素水平的变化，影响黑色素的产生。

(3) 紫外线照射：日光中的紫外线照射是雀斑形成的重要原因，紫外线可以激发皮肤基底层的酪氨酸酶的活性，加速黑色素的生成，使斑点增多，颜色加深。

(4) 生活习惯问题：压力、吸烟、睡眠不足等不良生活习惯及手机、电脑的电磁辐射都会令黑色素增加。各种因素会影响皮肤的代谢，产生或加重色斑。

（二）营养治疗

(1) 多吃富含维生素C和维生素E的食物。因为维生素C能抑制酪氨酸酶的活性，减少黑色素生成。维生素C还是强效的抗氧化剂和黑色素还原剂。维生素E有很强的抗氧化作用，可减少色斑的生成。富含维生素C和维生素E的食物有柠檬、猕猴桃、青椒、黄瓜、菜花、西蓝花、山楂、大枣、番茄、麦胚油、玉米油等。

(2) 忌食光敏性食物及药物。光敏性食物进入人体经消化吸收后，所含的光敏性物质会进入皮肤，在日光的照射下发生反应，进而引起裸露皮肤表面出现红肿、丘疹等症状，影响皮肤的正常代谢而使色斑加重。光敏性食物有莴苣、茴香、芹菜、菠菜、香菜、无花果、芒果、菠萝、螺类、虾类、蚌类等。

(3) 防晒：平时应避免过度的日光暴晒，外出时应注意遮阳和使用防晒霜。

(4) 养成良好的生活习惯和保持舒畅的心情。

（三）雀斑推荐膳食

1. 双耳汤

【配料】 干银耳10 g，干木耳10 g，冰糖30 g。

【制作和用法】 干银耳和干木耳分别洗净用温水泡发去蒂，加冰糖与水适量放入蒸锅蒸熟，每日早晚各服一次。

【功效】 滋阴补肾、化瘀消斑。

2. 柠檬冰糖汁

【配料】 柠檬100 g，冰糖适量。

【制作和用法】 将柠檬搅成汁，加冰糖适量饮用。

【功效】 柠檬中含有丰富的维生素C及磷、铁、钙和B族维生素等。可增强肌肤营养，消除、淡化色斑。

3. 猪肝粳米粥

【配料】 猪肝150 g，粳米100 g。

【制作和用法】 猪肝洗净切成块，粳米淘洗干净后，一起放入锅中，加适量清水，放入调味品,煮制成粥。

【功效】 猪肝中含丰富的维生素和铁、硒等微量元素,具有抗氧化、防衰老、美白淡斑的作用。

4. 薏苡仁莲子粥

【配料】 薏苡仁 150 g,莲子 50 g,红枣 15 g,冰糖 10 g。

【制作和用法】 薏苡仁洗净,用水泡 3 h 后沥干水分,莲子去莲心洗净,红枣去核洗净。在锅中加水适量,放入薏苡仁旺火煮开后,加入莲子和红枣,水开后转文火煮至软烂,加入冰糖即可。

【功效】 美白保湿,可淡化雀斑。

三、老年斑

老年斑是老年人常见的一种损容性皮肤疾病,俗称"长寿斑",与皮肤组织老化有关。色斑大小不等、形状不一,呈淡褐色、深褐色或褐黑色的斑点或斑块,主要分布于颜面部、手背及颈部等处皮肤,常见于 50 岁以上的中老年人。

(一)病因

老年斑形成的原因虽不明确,但普遍认为是一种衰老性皮肤病,人体在代谢过程中,会产生一种叫作"游离基"的物质,即脂褐质色素,这种脂褐质的极微小的棕色颗粒在人体的皮肤表面聚集,形成老年斑。人在青壮年时期,体内会大量产生中和自由基的抗氧化物质,因此自由基对细胞的危害不大。然而,随着年龄的增长,体内的自由基不断增加,机体的抗氧化功能逐步减退,过量的自由基就会对皮肤的正常生理功能造成破坏,从而加速皮肤的衰老,使色素沉着,形成老年斑。

老年斑无自觉症状,一般不需要治疗,但解剖学发现,老年斑不只长在人的皮肤上,内脏也可长老年斑,只是常人没看见而已。老年斑聚集在血管壁上,使血管发生纤维性病变,从而引起高血压、动脉硬化;老年斑长在胃肠道,导致消化功能减退;老年斑长在心脏上,影响心脏正常的收缩功能,引发心脏病。因此,皮肤上出现老年斑,会给老年人增加一定的心理压力。其实,通过生活中一些简便的食疗方法和防护措施,就可以有效地减少和治疗老年斑。

(二)营养治疗

(1)多吃富含维生素 E 的食物。维生素 E 具有抗氧化作用,能阻止脂褐质生成,并有清除自由基功效。富含维生素 E 的食物有植物油、谷类、豆类、绿叶蔬菜、花生仁、杏仁、麦胚、核桃、榛子等。

(2)多吃富含半胱氨酸的食物。半胱氨酸是一种强还原剂,能够有效还原表皮下的黑色素,消除已经生成的色素沉着。富含半胱氨酸的食物有洋葱、大蒜、花椰菜、甘蓝、家禽、酸奶、蛋黄、红辣椒、燕麦和小麦胚芽等。

(3) 适量减少脂肪的摄入。老年人细胞代谢的机能减弱,抗氧化的维生素又吸收相对不足,如果再摄入过多的脂肪,体内就容易形成过氧化物。过氧化物在铁、铜离子的作用下,可转变成脂褐素沉积在皮肤表面,形成老年斑。

(4) 防晒。平时应避免长时间的日光暴晒,外出时注意使用防晒霜和遮阳。

(5) 养成良好的生活习惯和保持舒畅的心情。戒掉不良的生活习惯,如抽烟、饮酒、熬夜等,注意少吃辛辣、刺激性食物。

(6) 从中医的角度来看,老年斑是由于年老后气虚血瘀,气血不能上荣于面部所形成的。老年斑大多由肾阴虚所致,故应滋补肾阴,常用的方剂有六味地黄丸、知柏地黄丸、大补阴丸等。也有的患者是由肾阳虚所致,则需选用金匮肾气丸、全络丸或三鞭丸等。若兼有血瘀,尚可选用补阳还五汤或当归补血汤等。中药预防和治疗老年斑主要是选用抗衰老的中药,长期服用对抑制和消除老年斑都有一定效果,如人参、山楂、黄芪、灵芝等。

(三)老年斑推荐膳食

1. 生姜蜂蜜水

【配料】 生姜 15 g,蜂蜜 10 g,水 300 mL。

【制作和用法】 把生姜洗净切成片或丝,加入沸水中冲泡 10 min,待水温降至 60 ℃,加 10 g 蜂蜜搅匀,每日饮用一杯。

【功效】 润肤养颜、淡化色斑。

2. 海带炖鸭汤

【配料】 鸭 150 g,海带 100 g,冷水 1000 mL,葱、姜、料酒、花椒适量。

【制作和用法】 将鸭剁成小块,海带切成方块,将鸭和海带用沸水烧开,捞去浮末,加入葱、姜、料酒、花椒,用中火将鸭炖烂,再加精盐,出锅装盘。

【功效】 海带富含钙元素与碘元素,有助于甲状腺素合成。长期服用,能够延缓衰老、淡化色斑。

3. 山药枸杞粥

【配料】 粳米 100 g,山药 50 g,枸杞 10 g,白糖 10 g,蜂蜜 10 g,冷水 1000 mL。

【制作和用法】 将粳米洗净,用冷水浸泡 1 h 后捞出,沥干水分备用。山药去皮,切成小丁。枸杞用温水泡开。锅内加入 1000 mL 冷水,放入粳米、山药、枸杞,用中火烧开,转小火熬制软烂,出锅时加入白糖和蜂蜜适量。

【功效】 补血养颜、美白淡斑。

4. 生姜黄瓜粥

【配料】 大米 100 g,黄瓜 300 g,精盐 2 g,生姜 10 g,水约 1000 mL。

【制作和用法】 将黄瓜洗净,去皮去心切片,生姜切丝,大米淘洗干净备用。锅内加入水约 1000 mL,分别放入大米、生姜,中火烧开后,改用小火熬制软烂,下入黄瓜片 2 min 后用精盐调味即可。

【功效】 黄瓜含有丰富的钾盐和一定数量的胡萝卜素、维生素,长期服用能消除斑点、美白皮肤。

四、Becker 痣

Becker 痣又称为贝克痣、色素性毛表皮痣,本病好发于幼年至青春期男性,随年龄增长而逐渐发展,成年后一般稳定不变。临床表现为肩胛及胸部出现淡褐色或深褐色非浸润性不规则的色素沉着。一般在 Becker 痣出现 1~2 年后病变皮肤内出现体毛增粗,也有少数只表现为体毛少量增多或无变化,痣的中心皮肤会出现纹理增粗、棘层肥厚,一部分患者可伴发立毛肌、平滑肌瘤。日晒后颜色明显变深。

(一)病因

该病病因尚不明确,但研究表明 Becker 痣是雄激素依赖性皮肤病。患侧乳房一般会出现发育不良,服用螺内酯(抗雄激素受体药)后,患侧乳房明显丰满增大,健侧无改变,所以更加明确本病与雄激素有关。本病如无自觉症状可不治疗,仅有 5% 左右的患者可有轻度痒感。

(二)营养治疗

(1) 增加富含维生素 E 食物的摄入。维生素 E 又称为生育酚,能调节激素的分泌,活化垂体,改善激素分泌失常,对抗紫外线和污染物的侵害,促进血液循环,改善皮肤弹性。维生素 E 在绿叶蔬菜、花生仁、杏仁、麦胚、核桃、榛子及植物油中含量丰富。

(2) 多食用高蛋白质饮食。蛋白质是构成生命的最基本物质,机体里的组织、细胞都含有蛋白质,经常食用富含蛋白质的食物可以促进新陈代谢,维持组织、细胞的正常生理功能,保持皮肤弹性。蛋白含量高的食物有豆类、肉类、鱼类等。

(3) 以高维生素食物为主。B 族维生素参与物质代谢与合成,帮助其他营养素发挥作用,能够缓解患者的压力和紧张情绪。富含 B 族维生素的食物有小麦胚芽、火腿、黑米、牛肝、鸡肝、牛奶、鱼、豆类、蛋黄、菠菜、香菇、奶酪、坚果类等。维生素 C 能够促进胶原蛋白的合成,巩固结缔组织,维持肌肉和皮肤的健康。维生素 C 富含于猕猴桃、芒果、草莓、橘子、柠檬、西红柿、大白菜等蔬菜和水果中。

(4) 其他。注意防晒,养成良好的生活习惯和乐观的生活态度,注意休息、劳逸结合。

(三)Becker 痣推荐膳食

1. 黑米茯苓粥

【配料】 党参 15 g,白茯苓 15 g,生姜块 5 g,黑米 100 g,冰糖 10 g。

【制作和用法】 将党参、白茯苓、生姜块、黑米、冰糖分别清洗,加水适量放入锅中,用大火煮沸后转文火煮至软烂。

【功效】 此粥含有丰富的蛋白质、维生素和膳食纤维,能改善皮肤血液循环、淡化色斑。

2. 红枣粳米粥

【配料】 粳米 250 g,红枣 50 枚,冰糖 10 g。

【制作和用法】 粳米洗净备用,红枣洗净去核,加水适量,共同放入锅中煮烂成粥。

【功效】 红枣粳米粥具有补中益气作用,含有丰富的维生素 C,能有效改善 Becker 痣患者的皮肤粗糙等症状。

3. 杏仁牛奶芝麻糊

【配料】 杏仁 150 g,核桃仁 75 g,白芝麻、糯米各 100 g,黑芝麻 200 g,牛奶 250 g,冰糖 50 g,果料、枸杞适量。

【制作和用法】 糯米先用温水浸泡 30 min,将黑芝麻炒至微香,与其他配料一起捣烂呈糊状,用纱布滤汁,将冰糖与水煮沸,倒入糊中拌匀,撒上枸杞、果料,用文火煮沸,冷却后食用,每日早、晚各 100 g。

【功效】 具有润肤养颜、延缓皮肤衰老及抗皱祛皱等功效。

4. 红枣茯苓粥

【配料】 茯苓 30 g,红枣 20 g,粳米 100 g。

【制作和用法】 将红枣洗净去核,茯苓捣碎,粳米洗净,一起放入锅中,放水适量与粳米共煮成粥。

【功效】 此粥含有丰富的维生素和微量元素,可美白淡斑。

第三节 痤疮皮肤的营养膳食

一、概述

痤疮是青春期常见的一种毛囊皮脂腺的慢性炎症性皮肤病,好发于面部、前胸、后背等处,形成多种损害,如丘疹、脓疱、囊肿、结节及瘢痕等。一般青少年时期高发,故俗称"青春痘"。据统计,青少年发病率高达 45%～90%,但随着病因的复杂化,患病者的年龄段分布变得广泛。

二、病因

痤疮的发病原因比较复杂,主要包括雄激素水平升高,毛囊、皮脂腺导管上皮细胞角化异常,局部皮肤微生物炎症反应,皮脂腺分泌亢进及遗传因素等。

(1)雄激素水平升高:研究表明,部分女性患者循环系统中雄激素增高,雄激素主要有睾酮、二氢睾酮及脱氢异雄酮等。在各种雄激素中,二氢睾酮的生物活性最强,其次为睾酮,而其余的生物活性都较弱。有实验表明,痤疮患者皮肤中二氢睾酮的含量较正常皮肤明显升高,所以痤疮的病因与皮肤组织中雄激素的代谢紊乱有关。

（2）毛囊、皮脂腺导管上皮细胞角化异常：毛囊、皮脂腺细胞异常的角化可以使皮肤的毛孔堵塞，造成内容物排出不畅而引起局部堆积形成脂栓，分泌物不断地累积形成痤疮。

（3）局部皮肤微生物作用引起的炎症反应：痤疮患者痤疮丙酸杆菌数量增加，它分解皮脂中的三酸甘油酯成为游离脂肪酸，能破坏毛囊壁，使毛囊内容物进入真皮及毛囊周围组织，刺激引起毛囊皮脂腺周围炎症反应，导致一系列痤疮症状。临床发现抗菌治疗后PA减少且与痤疮的症状有平行关系。

（4）皮脂腺分泌亢进：痤疮患者局部皮肤皮脂较正常人明显增加，这与雄激素增多而刺激皮脂腺分泌活跃有关，也给痤疮丙酸杆菌（PA）的大量繁殖提供了条件。

（5）遗传因素：这是引起痤疮发病的重要原因，研究证明，73%的患者的痤疮发生与遗传有关，遗传因素还影响了痤疮的出现年龄、临床分型及病程长短。

（6）其他：高脂肪饮食、便秘、避孕药、类固醇皮质激素、化学因素（碘、锂）及不良的生活习惯等都可诱发此病。

三、临床表现

（1）好发年龄：多为青年男女，近年来30岁以上的女性患者发病率明显增多，发病年龄也呈现多极化趋势。

（2）好发部位：好发于颜面部，尤其是前额、双面颊及颏部，也可见于前胸、背部等皮脂腺分布丰富区域，呈对称分布。

（3）现代医学根据患者皮损的不同分为以下几种类型。

①丘疹性痤疮：多发于痤疮初起或较轻阶段，皮损以炎性丘疹为主，丘疹中央形成半透明的脂栓，氧化后形成黑头粉刺。

②脓疱性痤疮：皮损以脓疱合并炎性丘疹为主，丘疹顶端形成白色脓疱，破溃后流出黏稠的脓液。

③硬结性痤疮：炎症浸润较深时，脓疱性痤疮发展成为厚壁的结节，结节凸出于表面，触之坚硬，呈暗红色或紫红色。持续时间长，有的逐渐被皮肤吸收变平，有的则化脓破溃后形成瘢痕。

④囊肿性痤疮：深部皮肤皮脂腺囊肿，继发炎症感染后内含带血的胶冻状脓液，破溃流脓，出现窦道及明显的瘢痕，甚至形成瘢痕疙瘩。

⑤萎缩性痤疮：丘疹性或脓疱性痤疮经久不愈，反复发作，损害了腺体，引起了凹坑状的萎缩性瘢痕。

⑥聚合性痤疮：这是痤疮中最严重的一种类型，包括了痤疮的各种类型形态，可见粉刺、丘疹、脓疱、囊肿及破溃流脓的瘘管，愈合后形成的瘢痕等密集出现。

中医又称痤疮为"肺风粉刺"，认为痤疮的发病为肺经蕴热、脾胃湿热或素体肾阴不足，相火亢盛，又加之饮食不节，好食辛辣、肥腻等物使湿热内生而气机不利，升降失常，内热不得透达,致使血热上行于面部而得此病。所以中医的治疗多以清肺热、祛风热、凉血活血之中药内服。

四、营养治疗

(1) 控制脂肪和糖类的摄入。脂肪和糖类摄入过多,可刺激皮脂腺的分泌,使痤疮加重。

(2) 保证充足的蛋白质摄入。蛋白质是机体代谢的重要物质,充足的蛋白质摄入可以维持皮肤的正常代谢,保证毛囊、皮脂腺导管的畅通。蛋白质含量多的食物有瘦肉、蛋类、豆类、奶类及鱼类等。

(3) 多吃富含膳食纤维的食物。富含膳食纤维食物的摄入可以促进胃肠蠕动,吸附肠道中有害的代谢物质以便排出,防止发生便秘。膳食纤维含量高的食物有菜花、菠菜、豆类、胡萝卜、柑橘及燕麦等。

(4) 多吃富含锌的食物。临床研究表明,痤疮患者血液中锌的水平低于正常人群。人体中的锌参与蛋白质合成,影响细胞的分裂、生长和再生。同时,锌的缺乏还可影响维生素A的代谢和利用,从而加重毛囊、皮脂腺导管的角化异常,最终加重痤疮反应。锌主要存在于海产品、动物内脏中。

(5) 增加维生素的摄入。维生素A能够调节上皮组织的生长、增生和分化,维持皮肤、黏膜结构的完整和功能的正常,从而改善毛囊、皮脂腺导管的角化异常。B族维生素参与氨基酸与脂肪代谢,可以减少皮脂腺的分泌。活性维生素D_3对角质形成细胞的增生、分化有调节作用,并且有一定的抗菌作用,故可用于痤疮的治疗。维生素E对人体性腺分泌有调节作用,同时它还是一种抗氧化剂,保护维生素A免于氧化破坏,增强维生素A的功能。富含维生素的食物有动物肝脏、蛋类、牛奶、花生、西红柿、菠菜及胡萝卜等。

(6) 减少碘的食入。碘能够刺激雄激素分泌,使皮脂腺分泌旺盛,加重毛囊及皮脂腺导管角化过度,导致皮脂排泄障碍而引起痤疮。

(7) 其他。平时注意保持皮肤清洁,多饮水,少食用辛辣刺激性食物,不喝酒、不熬夜,养成良好的生活习惯。

五、痤疮推荐膳食

1. 雪梨芹菜饮

【配料】 雪梨150 g,芹菜100 g,西红柿150 g,柠檬80 g。

【制作和用法】 将以上食材洗净后一同搅拌榨汁饮用,每日1次。

【功效】 芹菜富含膳食纤维,可以促进毒素排出,改善皮损状态;雪梨富含维生素A,可改善毛囊及皮脂腺导管的异常角化;西红柿、柠檬富含维生素C、烟酸和有机酸,可抗氧化、杀菌,减轻色素沉着。

2. 薏苡仁、桃仁双仁粥

【配料】 薏苡仁、枸杞、桃仁各 15 g,甜杏仁 10 g,绿豆 30 g,粳米 60 g。

【制作和用法】 粳米淘净备用,将桃仁、甜杏仁洗净用纱布包好,水煎取汁,加入薏苡仁、枸杞、粳米一同煮粥,每日 2 次。

【功效】 此粥含丰富的蛋白质、维生素及微量元素,能提高机体免疫力、抗菌、抗氧化能力,适用于痤疮的防治。

3. 银耳杏仁饮

【配料】 银耳(干)60 g,甜杏仁 30 g,冰糖适量。

【制作和用法】 银耳(干)泡水 1 h,甜杏仁冲洗干净,将两者放入水中,用大火煮沸后转小火熬制 1 h,加入适量冰糖即可。

【功效】 甜杏仁含有丰富的不饱和脂肪酸、维生素 E,能促进皮肤微循环,改善痤疮皮损的症状。银耳中含有丰富的蛋白质、维生素和天然植物性胶质,能淡化和祛除痘印,促进痤疮的愈合。

4. 百合绿豆汤

【配料】 百合 150 g,绿豆 150 g,冰糖适量。

【制作和用法】 绿豆、百合洗净,加清水 1000 mL 同煮,煮沸后放入冰糖即可。

【功效】 此汤含有丰富的蛋白质、钙、磷、铁、维生素 B_1、维生素 B_2、维生素 C、维生素 E 等营养素,能有效地调节激素的分泌,促进皮肤上皮细胞的新陈代谢,治疗痤疮。

5. 凉拌苦瓜

【配料】 苦瓜一根,盐、味精适量。

【制作和用法】 苦瓜去瓤切片,用水焯,加盐、味精拌匀。

【功效】 此膳食含丰富的维生素 A、维生素 C 及微量元素,能提高机体免疫力和抗氧化能力,可促进新陈代谢,缓解痤疮的症状。

六、痘痕痘疤的治疗

经过一段时间的治疗,痤疮已经痊愈了,但是因痤疮发作时没有得到及时适当的治疗、症状较重或个人体质的原因,痤疮愈后的地方会留下一些颜色深浅不一、呈黑褐色的印迹,即我们常说的痘痕,也称痘印。严重的甚至会出现疤痕,这就是人们俗称的痘疤。一般来说,痘疤是因为感染或外力挤压所形成,往往是在痤疮发展过程中,皮肤细胞的炎症反应造成了对皮肤组织的破坏,形成了疤痕。痤疮疤痕又分为萎缩型疤痕和增生型疤痕。

痘痕一般会在 4~6 个月内逐渐消退,但因个人体质不同,有些人会持续半年到一年甚至更长时间。萎缩型疤痕是比较常见的痤疮疤痕,当痤疮炎症反应伤及真皮的胶原蛋白时,就容易出现萎缩性疤痕,皮肤出现凹坑。增生型疤痕俗称"蟹足肿",这类疤痕与萎缩型疤痕相反,是一种过度增生肥厚的疤痕,在长过痤疮的位置出现凸起,外观红肿,触之坚硬,并会因为搔抓或其他外力的刺激而逐渐变大。

（一）痘痕痘疤皮肤的营养治疗

（1）多摄取富含维生素的食物。维生素 C 具有较强的还原能力，可以加速黑色素还原。维生素 C 最好由新鲜食物摄取，如西红柿、橙子、柠檬、猕猴桃、山楂等。维生素 A 可调节上皮细胞的代谢，有利于痘痕的修复。含维生素 A 丰富的食物有韭菜、菠菜、金针菇、胡萝卜、动物肝脏等。维生素 E 具有抗氧化作用，对胶原纤维和弹性纤维有一定的修复作用，能够改善皮肤弹性，缓解痘痕及痘疤。维生素 E 富含于绿叶蔬菜、杏仁、麦胚、花生仁、核桃及植物油中。

（2）多食用蛋白质含量高的食物。蛋白质是构成机体组织细胞的最基本物质，机体蛋白质的含量影响着细胞的形成和皮肤的再生。富含蛋白质的食物有蛋类、奶类、瘦肉、豆类及鱼类等。

（3）保持足够的饮水量。晨起时空腹喝一杯温水，有助于保持大便通畅，及时将体内毒素排出，白天也应喝水 7～8 杯。

（4）养成良好的生活习惯。多吃蔬菜和水果，少吃刺激性食物。保持充足的睡眠，睡觉时人体的新陈代谢加快，有助于有害物质的排出和身体的修复。

（5）其他。注意皮肤的清洁和防晒，选择合适的清透滋润型化妆品，少用粉质型化妆品。

（二）痘痕痘疤皮肤的推荐膳食

1. 薏苡仁百合蜂蜜粥

【配料】 薏苡仁 50 g，百合 15 g，蜂蜜 10 g。

【制作和用法】 将薏苡仁、百合分别洗净，加适量水一起放入锅中，中火煮至熟烂，加入蜂蜜调匀出锅即可。

【功效】 薏苡仁含有丰富的蛋白质。百合含秋水仙碱等多种生物碱，并含碳水化合物、蛋白质、脂肪、维生素 B_1、维生素 B_2、维生素 C 及钙、磷、铁等。一起食用对痈肿有治疗效果，适用于增生型疤痕的治疗。

2. 海带绿豆粥

【配料】 海带 100 g，绿豆 50 g，大米 200 g。

【制作和用法】 将海带泡发清洗切丝备用，绿豆和大米分别洗净，加适量水一起放入锅中，中火煮至熟烂，可根据个人口味加入适量盐和调料。

【功效】 此粥可软坚散结、清热解毒，有利于痘疤的修复。

3. 蜂蜜柠檬水

【配料】 柠檬 200 g，蜂蜜 500 mL。

【制作和用法】 将柠檬带皮用小刷子刷洗干净，切成 2 mm 左右的薄片，准备广口的玻璃瓶，将切好的柠檬片一层层放入瓶中，放一层柠檬片倒入一层蜂蜜，使柠檬浸泡于蜂蜜中，拧好瓶口，放入冰箱中冷藏。每日取 2～3 片用温水冲水饮用。放入冰箱冷藏的柠檬不能超过一周。

【功效】 柠檬含有丰富的维生素C,长期饮用可以淡化痘痕。

第四节 皮肤粗糙的营养膳食

健康的皮肤应该是细腻、丰满、光滑而富有弹性的。一般认为,保持皮肤的良好状态,必须使皮肤角质层的含水量处于最佳的范围值内。研究表明,皮肤角质层中水分应保持在10%~20%。如果角质层中水分含量低于10%,皮肤就会出现干燥粗糙等状况。

一、皮肤粗糙

大部分的皮肤粗糙是由于肌肤的水油平衡失调、新陈代谢能力下降而引起的。另外,在日常生活中,干燥的生活环境、强烈的紫外线照射、精神压力大、不良的生活习惯,如熬夜、吸烟、饮酒等因素都会导致我们的肌肤越来越干燥,干燥的肌肤长期得不到改善,就会出现干裂粗糙的现象。

(一)皮肤粗糙的原因

(1)遗传原因。大多数皮肤干燥粗糙易发生于干性皮肤,干性皮肤的汗腺与皮脂腺的分泌量较少,在皮肤表面形成的皮脂膜不能满足皮肤保持湿度的需要,易使皮肤变得干燥粗糙。

(2)汗腺、皮脂腺分泌异常。皮肤粗糙的主要原因是因为汗水与脂肪所形成的脂肪膜被破坏。当身体的新陈代谢异常,汗腺、皮脂腺分泌异常时,容易引起皮肤干燥粗糙。

(3)不良的生活习惯。熬夜、过度疲劳、吸烟、饮水不足、饮酒等原因都会引起体内激素分泌异常,容易导致皮肤粗糙。极端的减肥及偏食也会导致饮食中缺乏维生素A或维生素B等营养物质使肌肤无法补充营养而失去弹性及水分,变得干燥粗糙。

(4)理化因素影响。干燥、严寒的生活环境或长时间的紫外线照射也会使皮肤粗糙。

(5)其他因素。由于选择不适宜的化妆品或不当的皮肤护理方法,以及空气中经常存在的花粉或者过敏原,也可能会引起过敏而导致皮肤粗糙。

(6)中医认为皮肤粗糙是由于机体气血津液亏虚、肝肾亏虚、血瘀痰阻而影响津液的生成和运化,使面部肌肤失去濡养所致。

(二)皮肤粗糙的营养治疗

(1)补充适量蛋白质。蛋白质具有运输功能,经常食用富含蛋白质的食物可以促进新陈代谢,使皮肤润泽、富有弹性,改善皮肤粗糙现象。富含蛋白质的食物有瘦肉、豆类、蛋类、奶类及鱼类。

(2)多吃富含维生素A的食物。膳食中维生素A长期缺乏,会出现一系列影响上皮组织正常发育的表现,如皮肤干燥、弹性下降等。维生素A只存在于动物性食物中,如动物肝脏、奶类及蛋类中。植物性食物中可获得维生素 A 原——β-胡萝卜素,含 β-胡萝卜素丰富的食物有胡萝卜、黄花菜、菠菜、韭菜、大葱、柑橘等。

(3) 多吃富含维生素 E、B 族维生素的食物。维生素 E 对胶原纤维和弹性纤维有一定的修复作用,能够改善皮肤弹性,促进血液循环,使皮肤光滑有弹性。富含 B 族维生素的食物含有丰富的纤维素,能促进胃肠蠕动和脂肪代谢,可以防治皮肤粗糙。维生素 E 在麦胚、核桃、绿叶蔬菜、花生仁、杏仁、榛子及植物油中含量丰富。B 族维生素含量高的食物有肉类、蛋类、青鱼、牛奶等。

(4) 多吃富含异黄酮类的食物。异黄酮类的食物属于生理活性物质,是天然的植物雌激素。经常食用可使女性皮肤光润、细腻、柔滑、富有弹性。异黄酮类食物来源于蔬菜、茶、水果、葡萄酒、种子或植物根。

(5) 养成良好的生活习惯。改善肌肤状态需养成良好的生活习惯,平时要注意饮水充足,正常作息,及时补充水果、蔬菜等。

(三) 皮肤粗糙的推荐膳食

1. 黑芝麻蜂蜜茶

【配料】 黑芝麻 15 g,绿茶 3 g,蜂蜜 5 g。

【制作和用法】 黑芝麻入锅内焙炒至焦黄出香,研成细末。取绿茶、黑芝麻粉放入沸水中冲泡约 5 min 后,调入一小匙蜂蜜,搅拌均匀后饮用,可将茶叶与黑芝麻一并嚼食。

【功效】 黑芝麻含丰富的亚油酸和维生素 E,可改善末梢血管障碍状况,使肌肤润泽柔软,对改善肌肤干燥粗糙症状效果明显。

2. 笋烧海参

【配料】 笋 100 g,水发海参 200 g,盐、味精、糖、酒适量。

【制作和用法】 水发海参切长条,鲜笋或水发笋切片,一同入锅加瘦肉煨熟,分别加入盐、味精、糖、酒适量,勾芡后食用。

【功效】 水发海参滋阴养血,笋清内热,一起食用可改善阴血不足、皮肤粗糙症状,使皮肤细腻光润。

3. 阿胶粥

【配料】 阿胶块 30 g,糯米 30 g,粳米 60 g,红糖 10 g。

【制作和用法】 将糯米和粳米淘洗好后温水下锅,大火煮开,然后改文火熬成糜。把阿胶块打成碎粉,加入 2 倍体积的水,然后上屉蒸 30 min,将阿胶水加入粥中,稍煮搅匀,放入红糖即可。

【功效】 阿胶补血,糯米补中益气,粳米健脾和胃,食用此粥可滋阴生津、补血益气、润肺去燥,治疗皮肤干裂、粗糙效果明显。

4. 白木耳粳米粥

【配料】 粳米 200 g,白木耳 12 g。

【制作和用法】 将粳米淘洗干净,白木耳泡发洗净,加水适量在锅中同煮,煮至软烂即可。

【功效】 白木耳益气补肾,粳米健脾和胃,一起食用可滋阴补肾,使皮肤润泽。

二、毛周角化症

毛周角化症是以局部皮肤干燥,角质增生、鳞屑、皲裂为主要表现的皮肤病,一般无不适感,偶尔出现瘙痒或疼痛,冬季常加重。毛周角化症又称毛发苔藓、毛囊角化症、毛孔角化症、鸡皮肤等,其发病多与遗传有关,有的病因尚不明确。该病在儿童期至青春期时皮肤干燥者中发病率较高,以后随着年龄的增长,症状会有所好转并逐渐消退。毛周角化症的病程多为慢性,治疗较为困难,多数只能对症治疗。

(一)毛周角化症的病因

(1) 遗传原因。毛周角化症属于常染色体显性遗传病。
(2) 发病与内分泌异常或代谢障碍有关。如甲状腺功能障碍或长期应用糖皮质激素等都易患毛周角化症。
(3) 营养不良者(特别是维生素 A 缺乏)易发。
(4) 理化因素影响。空气干燥、生活环境的湿度比较低时会诱发此病。
(5) 职业因素。长期接触焦油、油脂等某些刺激物易诱发毛周角化症。
(6) 中医认为毛周角化症是由于素体阴虚内热,肌肤失养,先天禀赋不足、后天失养导致肌肤不能得到正常濡养所致。

(二)毛周角化症的临床表现

好发于上臂、大腿外侧、面颊外侧及臀部,对称分布。患处皮肤可出现小丘疹、红斑。丘疹外观如针尖样大小,散在分布,互不融合,颜色呈肤色、淡红色或棕色,丘疹较大时,则呈现出一个个小棘,密集融合,呈大片状的丘疹性斑片。丘疹的顶部可见灰色的角质,由浓缩的皮脂和毛囊的上皮细胞聚集而成。好发于青春期至 40 岁以下人群,病症会随着年龄的增长而逐渐消退。大部分的丘疹无自觉症状,少数人出现痒感。冬季病情常加重,夏季病情减轻。部分患者的口腔内也可出现白色丘疹,指甲可出现红白间隔的线条。

(三)毛周角化症的营养治疗

(1) 宜多吃含骨胶原丰富的食物。含骨胶原丰富的食物有鱼翅、燕窝、猪皮、猪脚、花胶、海参、雪耳等。
(2) 多吃富含维生素 A 的食物。皮肤毛周角化症患者在饮食上可摄取一些富含维生素 A 的食物,维生素 A 可以调节上皮细胞的代谢,维持皮肤组织细胞正常的生理功能。维生素 A 富含于奶类、蛋类、胡萝卜、绿色蔬菜、新鲜水果中。
(3) 多吃富含维生素 E 的食物。维生素 E 对胶原纤维和弹性纤维有一定的修复作用,能够改善皮肤弹性,促进血液循环,使皮肤光滑有弹性。维生素 E 在麦胚、核桃、绿叶蔬菜、花生仁、杏仁、榛子及植物油中含量丰富。

(4) 注意皮肤保湿。在冬季气候干燥时，因皮肤失水较多，容易诱发或加重此病。因此，在冬季时洗澡不宜过勤，也不宜使用碱性强的洗浴用品。平时要注意皮肤保湿，涂抹有营养作用的油脂护肤品。

(5) 养成良好的生活习惯。戒烟酒，忌食油腻、燥热及刺激性食物，忌过多食用糖和脂肪丰富的食物，多吃蔬菜，多喝水。

（四）毛周角化症的推荐膳食

1. 南瓜牛奶粥

【配料】 南瓜100 g，大米200 g，牛奶200 mL，冰糖15 g。

【制作和用法】 南瓜去皮去籽，隔水蒸熟。大米洗净放入锅中煮熟，将煮熟的南瓜碾压成泥，与牛奶、冰糖一起放入粥锅中搅拌，待水开后放入冰糖溶化即可。

【功效】 牛奶中含有丰富的维生素和氨基酸，可促进新陈代谢和防止皮肤干燥。南瓜中含有丰富的类胡萝卜素，在机体内可转化成维生素A，对毛周角化症的防治非常有效。

2. 胡萝卜羊肝粥

【配料】 胡萝卜100 g，羊肝50 g，大米200 g，黄酒、姜汁及葱、姜、蒜末和精盐、味精适量。

【制作和用法】 羊肝洗净切丁，加入黄酒、姜汁腌制备用。胡萝卜洗净，去皮切丁。大米洗净煮粥，水开后加入胡萝卜丁同煮。净锅置于火上，加入花生油，下入葱、姜、蒜末炝锅出香，加入羊肝丁、精盐、味精略炒后倒入粥锅，共煮15 min即可。

【功效】 胡萝卜和羊肝中都含有丰富的维生素A，可促进机体正常代谢、防止皮肤干燥、维持上皮组织的正常功能。

3. 海带猪皮粥

【配料】 海带50 g，猪皮100 g，大米200 g，精盐适量。

【制作和用法】 海带洗净切丝，放入高压锅中加压8 min备用。猪皮洗净煮熟，去掉皮下油脂切丝备用，大米洗净，加入适量清水，放入猪皮丝和海带丝同煮，粥煮烂后加入适量精盐调味即可。

【功效】 海带中含有丰富的不饱和脂肪酸和膳食纤维，能够调整肠胃功能，提高机体免疫力。猪皮中含有大量的胶原蛋白，胶原蛋白能增强皮肤的储水功能，提高细胞活力，防止皮肤干燥。

第五节　酒糟鼻的营养膳食

酒糟鼻又称为酒渣鼻、玫瑰痤疮等，是一种发生于鼻部及鼻两侧面颊，以红斑、毛细血管扩张为主要表现的慢性炎症性皮肤病。多发生于成年人，男女都可发病，男女比例约为3∶1，男性重症患者多见。通常表现为鼻部皮肤发红，以鼻尖部最为明显，有时透过皮肤可见呈树枝状分布的毛细血管网，伴有丘疹、脓疱，症状重者可出现皮赘。

一、酒糟鼻的病因病机

临床发现,光敏性皮炎、遗传、吸烟、刺激性饮食等因素易诱发或加重酒糟鼻,目前酒糟鼻病因尚未完全明确,更倾向于多因素发病。

(1) 螨虫感染。研究表明,在酒糟鼻病变的部位会大量发现蠕形螨。蠕形螨寄生于人体,一般人不出现明显症状或仅有轻微痒痛感,但酒糟鼻的患者,蠕形螨感染率显著高于健康人群,所以认为酒糟鼻发病可能与蠕形螨的代谢产物及机械刺激而引起炎症反应有关。蠕形螨主要刺吸皮肤上皮细胞成分和皮脂腺分泌物,也以角蛋白为食。蠕形螨在生长繁殖中产生的分泌物作用于毛囊引起毛囊上皮变性及角化过度,在皮脂腺内的虫体则会导致皮脂腺分泌受阻,使皮肤出现丘疹或脓疱。蠕形螨刺激真皮层毛细血管增生、扩张,引起皮肤局部红斑。随着蠕形螨的不断繁殖,它的代谢产物会引起变态反应,使毛囊和皮脂腺增生肥大而形成鼻赘。

(2) 胃肠功能紊乱与饮食不节。近年来,临床发现多数酒糟鼻患者有消化不良、胃炎或溃疡等病症,进一步研究表明,幽门螺旋杆菌感染与酒糟鼻发病有直接关系。同时,刺激性的饮食如浓茶、咖啡、饮酒等也可引起胃肠功能紊乱,促进酒糟鼻发生和发展。

(3) 缺乏 B 族维生素。B 族维生素是人体组织必不可少的营养素,缺乏 B 族维生素会使人体出现脂肪代谢障碍,引起脂溢性皮炎,从而有利于螨虫的繁殖生长,诱发酒糟鼻。

(4) 雄激素分泌偏高。雄激素分泌偏高刺激皮脂腺分泌旺盛,利于炎症反应而诱发酒糟鼻。

(5) 遗传。多数酒糟鼻患者有家族史,患者的皮肤都遗传性地出现皮脂腺分泌旺盛,皮肤毛孔粗大,易吸附灰尘,造成毛孔堵塞,对酒糟鼻发生和发展有促进作用。

(6) 其他因素。①气候影响,在日常生活中要想拥有健康的身体就必须有适宜的气候,恶劣的气候或比较寒冷的生活环境会导致血管损伤和结缔组织变性,诱发慢性炎症,而血液的长期淤积和真皮乳头下静脉丛被动扩张最终会导致酒糟鼻。②阳光和热,就医的酒糟鼻患者中 80% 的人主诉日晒、洗澡和受热后酒糟鼻症状加重或复发,这说明外界温度刺激能使血管扩张,渗出潜在致炎物质而导致弹力纤维退行性改变,加重或诱发酒糟鼻。

(7) 中医诊断。中医认为本病多因饮食不节和风寒外束,脾胃积热、肺经积热和寒凝血瘀所致。

二、酒糟鼻的临床表现及分型

酒糟鼻好发于面中部,以鼻部、两颊、前额及下颏等多发。少数患者可出现鼻部皮肤正常,只发于两颊、前额或下颏等部位。

皮损以红斑、丘疹脓疱、毛细血管扩张为主。依据临床症状,可分为如下三型。

1. 红斑期

酒糟鼻最初发病时,鼻部、两颊、眉间出现弥漫性潮红或散布的红斑,两侧对称,开始为暂时性偶发,以后在外界环境温度升高、食辛辣食物及情绪波动时屡次发生而长期存在,此时鼻尖及鼻翼的毛细血管及小血管扩张,呈树枝状分布并伴有血管周围非特异性炎症浸润,出现皮肤潮红。

2. 丘疹脓疱期

在红斑期的基础上病情继续发展,局部皮肤出现痤疮样丘疹、脓疱甚至结节,以鼻尖部最重,毛细血管扩张更为明显,纵横交错呈蜘蛛网状。另有少数病例还可并发结膜炎、睑缘炎等。

3. 鼻赘期

少数病程长的患者会发展到这一期,大部分为男性。由于局部皮脂腺、结缔组织增生肥厚,毛细血管扩张,致使鼻尖部肥大,呈现凹凸不平的橘皮样瘢痕和大小不等的结节状隆起,称为鼻赘。酒糟鼻从红斑期发展至鼻赘期需要几年甚至数十年。

三、酒糟鼻的营养治疗

(1) 多吃富含蛋白质的食物。蛋白质能够生成肌肉、皮肤的新组织以代替坏死组织,并能为免疫系统产生抗体以抵抗细菌和病毒的感染,促进伤口愈合。富含蛋白质的食物有瘦肉、蛋类、奶类、豆类及鱼类。

(2) 多吃富含胡萝卜素的食物。胡萝卜素能够增强皮肤和黏膜的免疫力,提高其抗感染能力。胡萝卜素主要存在于深绿色、红黄色的水果、蔬菜中,一般越是颜色深的水果或蔬菜,β-胡萝卜素的含量越丰富,如胡萝卜、西蓝花、空心菜、甜薯、芒果、菠菜、哈密瓜、杏等。

(3) 多吃富含B族维生素的食物。B族维生素参与物质代谢与合成,帮助其他营养素发挥作用,能够缓解患者的压力和紧张情绪。富含B族维生素的食物有小麦胚芽、火腿、黑米、牛肝、鸡肝、牛奶、鱼类、豆类、蛋黄、菠菜、香菇、奶酪、坚果类等。

(4) 多吃富含维生素E的食物。维生素E对胶原纤维和弹性纤维有一定的修复作用,能够促进血液循环和伤口的愈合。富含维生素E的食物有花生仁、杏仁、麦胚、核桃、榛子、绿叶蔬菜及植物油等。

(5) 多吃富含维生素C的食物。维生素C能够促进胶原蛋白的合成,巩固结缔组织,维持肌肉和皮肤的健康。维生素C富含于猕猴桃、芒果、草莓、橘子、柠檬、西红柿、大白菜等蔬菜和水果中。

(6) 其他。平时注意饮食清淡,禁食刺激性食物及禁饮饮料,防治便秘,注意防晒,减少皮肤的冷热刺激等。

四、酒糟鼻的推荐膳食

1. 山楂粳米粥

【配料】 干山楂 30 g,粳米 60 g,水 1000 mL。

【制作和用法】 干山楂 30 g 泡发洗净,粳米 60 g 洗净备用,锅中放入水 1000 mL,放入干山楂和粳米后用中火煮开,调小火熬烂成粥。每日食用 1 次,连吃 7 日。

【功效】 干山楂有活血化瘀的作用,粳米能提高人体免疫功能,促进血液循环,此食疗法尤其适用于鼻赘期患者。

2. 腌三皮

【配料】 西瓜皮 200 g,冬瓜皮 300 g,黄瓜皮 400 g,盐、味精适量。

【制作和用法】 西瓜皮刮去蜡质外皮,洗净待用。冬瓜皮刮去绒毛外皮,洗净待用。黄瓜去瓜瓤,洗净待用。将以上三皮混合煮熟,待冷却后,切成条块,放置于容器中,取盐、味精适量,腌制 12 h 后即可食用。

【功效】 此食疗法具有清热利肺的功效,适用于酒糟鼻治疗。

3. 马齿苋薏苡仁银花粥

【配料】 马齿苋 30 g,薏苡仁 30 g,银花 15 g。

【制作和用法】 用 3 碗水煎银花,煎至 2 碗水时去渣,放入洗净的马齿苋、薏苡仁混合煮粥,文火煮至软烂即可,每日食用 1 次。

【功效】 马齿苋和银花都有清热解毒的功效,薏苡仁性凉,能够健脾渗湿,此食疗法适用于丘疹期酒糟鼻。

4. 枇杷叶栀子仁粉

【配料】 枇杷叶 50 g,栀子仁 50 g。

【制作和用法】 将新鲜的枇杷叶叶背绒毛去掉后研成粉末,再将栀子仁研成粉末,混合,每次吃 6 g,每日 3 次。

【功效】 能清热、解毒、凉血。适用于酒糟鼻、毛囊虫皮炎。

自测题

一、选择题

1. 维生素(　　)对胶原纤维和弹性纤维有一定的修复作用,能够改善皮肤弹性,促进血液循环,使皮肤光滑有弹性。

A. C　　　　　B. E　　　　　C. B　　　　　D. A

2. 维生素(　　)可以抑制酪氨酸酶的活性,减少黑色素的生成。

A. C　　　　　B. E　　　　　C. B　　　　　D. A

二、填空题

1. 人体缺乏_____族维生素会出现脂肪代谢障碍,引起脂溢性皮炎,从而有利于螨虫的繁殖生长,诱发酒糟鼻。

2. 临床研究表明,痤疮患者血液中微量元素_____的水平低于正常人群。此种微量元素的缺乏可影响维生素 A 的代谢和利用,从而加重毛囊、皮脂腺导管的角化异常,最终加重痤疮反应。这种微量元素主要存在于_____及_____中。

三、简答题
1. 衰老皮肤的营养治疗方法是什么？
2. 色斑皮肤的营养治疗方法是什么？
3. 痤疮皮肤的营养治疗方法是什么？

（周晓宏）

第七章　肥胖症与消瘦症的营养膳食

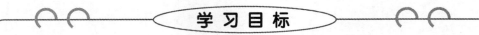

学习目标

1. 掌握肥胖症与消瘦症的营养治疗及膳食调养方法。
2. 熟悉肥胖症与消瘦症的病因及临床表现。
3. 了解肥胖症与消瘦症的危害。

随着人们生活水平的日益提高,饮食结构不断变化,以及体力劳动的减少,一种力量强大的生命杀手——肥胖症,也逐渐成为一种危害人们生命健康的疾病。真正的肥胖不仅是单一的疾病,它也是一种异常发育所引起的疾病。肥胖不仅影响美观,更重要的是常常诱发各种严重的疾病。世界卫生组织(WHO)提出,它是人类目前面临的最容易被忽视,但发病率却在急剧上升的一种疾病。肥胖是仅次于吸烟之后的第二个可以预防的危险因素,与艾滋病、吸毒、酗酒并列为世界性四大医学社会问题。

因此,对全民进行健康教育以促进建立健康生活的生活方式,改变不良的饮食习惯,平衡膳食,对于防治肥胖症刻不容缓。

第一节　肥胖症概述

肥胖症(obesity)是一组常见的代谢症候群。当人体进食热量多于消耗热量时,多余热量以脂肪形式储存于体内,其量超过正常生理需要量,且达一定值时遂演变为肥胖症。

一、病因

(1) 遗传因素:单纯性肥胖与遗传因素有一定关系,双亲中一方为肥胖,其子女肥胖率约为50%,双亲中双方均为肥胖,其子女肥胖率为70%~80%。

(2) 饮食:与长期摄入量过多,而运动不足有关。高脂肪、高热量饮食,动物内脏摄入过多,嗜食零食、甜食,进食速度过快,大量饮酒等,均可导致肥胖症的发生。

(3) 精神神经因素:已知人类与多种动物的下丘脑中存在着两对与摄食行为有关的神

经核。一对称为腹内侧核,又称为饱中枢;另一对称为腹外侧核,又称为饥中枢。饱中枢兴奋时,机体有饱感而拒绝进食,饥中枢兴奋时,机体食欲旺盛,饥中枢被破坏时则厌食拒食。两者相互调节、相互制约,在生理条件下处于动态平衡状态,使食欲调节在正常范围,继而使人体体重处于正常范围内。肥胖症者多因腹内侧核被破坏,则腹外侧核功能相对亢进而贪食引起的。另外,当精神过度紧张而交感神经兴奋或肾上腺素能神经受刺激时,食欲处于抑制状态;当迷走神经兴奋而胰岛素分泌增多时,食欲处于亢进状态。

(4) 高胰岛素血症:胰岛素有着显著的促进脂肪蓄积作用。肥胖症常与高胰岛素血症并存,但一般认为高胰岛素血症可引起肥胖,高胰岛素血症性肥胖者的胰岛素释放量约为正常人的3倍。

(5) 其他:肥胖症的发生还与内分泌因素,以及社会、职业、年龄、性别、孕产情况等有关。

二、诊断

正常成人男性脂肪组织重量占体重的 15%~18%,女性占 20%~25%。随着年龄的增长,体脂所占比例相应增加。按体内脂肪的百分率计算,如果男性体脂所占比例大于 25%、女性大于 30%,可诊断为肥胖,临床常用的判断方法有如下几种。

(一) 标准体重

$$标准体重(kg) = 身高(cm) - 105$$

或

$$男性标准体重(kg) = [身高(cm) - 100] \times 0.9$$

$$女性标准体重(kg) = [身高(cm) - 100] \times 0.85$$

$$肥胖度 = [(实测体重 - 标准体重)/标准体重] \times 100\%$$

体重超标的分度如下。

±10% 为正常范围,>10% 为超重,>20% 为肥胖,20%~30% 为轻度肥胖,31%~50% 为中度肥胖,>50% 为重度肥胖,>100% 为病态肥胖。

(二) 体重指数(BMI)

$$BMI = 体重(kg)/[身高(m)]^2$$

除了肌肉发达的人、水肿患者、老人和儿童以外,对所有人群都可应用。BMI 的优点为简便、实用,缺点是不能反映局部体脂的分布特征。

目前,临床上广泛采用 BMI 和腰臀比(WHR)作为肥胖程度和脂肪分布类型的指标。

体重指数在 18.5~23.9 为适宜范围,24~27.9 为超重,27.9 以上为肥胖,体重指数>30 为轻度肥胖,体重指数>35 为中度肥胖,体重指数>40 为重度肥胖。

(三) 腰围(WC)、腰臀比(WHR)

临床研究已经证实,中心性(内脏型)肥胖对人类健康具有更大的危险性。腹部肥胖常用 WHR 测量,WHO 建议男性 WHR>0.9、女性 WHR>0.8 为中心性肥胖。WHR 是表示腹部脂肪集聚程度的良好指标。

WHO 认为,与 WHR 相比,WC 能反映腹部肥胖情况。WHO 建议亚洲人群以男性腰围 90 cm、女性腰围 80 cm 作为临界值,中国成人若男性腰围≥90 cm、女性腰围≥80 cm 则可以作为腹型肥胖的诊断标准。以腰围评估肥胖非常重要,即使体重没变,腰围的降低也可以显著降低相关疾病的危险性。

WHO 推荐的测量腰围与臀围的方法如下。

(1) 腰围:受试者取站立位,双足分开 25～30 cm 以使体重均匀分布,在肋骨下缘和髂骨上缘之间的中心水平,于平稳呼吸时测量。

(2) 臀围:在臀部(骨盆)最突出处测量周径。

三、分型

肥胖根据病因一般分为单纯性肥胖和继发性肥胖两类。

(一) 单纯性肥胖

肥胖是临床上的主要表现,无明显神经、内分泌代谢疾病病因可寻,但伴有脂肪、糖代谢调节过程障碍。此类肥胖最为常见,分为以下两种。

1. 体质性肥胖(幼年起病型肥胖)

此类肥胖有以下特点:①有肥胖家族史;②自幼肥胖,一般从出生后半岁左右起由于营养过度而肥胖,直至成年;③脂肪呈全身性分布,脂肪细胞增生肥大。据报道,0～3 岁时超重者,到 31 岁时有 42%的女性及 18%的男性成为肥胖患者。在胎儿期第 30 周至出生后 1 岁半,脂肪细胞有一个极为活跃的增殖期,称为"敏感期"。在此期若营养过剩,就可导致脂肪细胞增多。故儿童特别是 10 岁以内者,保持正常体重甚为重要。

2. 营养性肥胖(成年起病型肥胖)

亦称为获得性(外源性)肥胖,其特点:①起病于 20～25 岁,由于营养过度而引起肥胖,或因体力活动过少而引起肥胖,或由于某种原因需较长期卧床休息、热量消耗少而引起肥胖;②脂肪细胞单纯肥大而无明显增生;③饮食控制和运动疗效较好,胰岛素的敏感性经治疗可恢复正常。体质性肥胖也可再发生营养性肥胖,而成为混合型。

(二) 继发性肥胖

继发性肥胖是指继发于神经内分泌代谢紊乱基础上,也可由外伤或服用某些药物所引起的肥胖,约占肥胖患者总数的 5%,肥胖仅仅是患者出现的一种临床症状表现,仔细检查就可以发现患者除了肥胖症状之外,还有其他系统的临床表现。治疗应以处理原发病为目标,如下丘脑病、垂体病、甲状腺功能减退症、性腺功能减退症等疾病。

四、临床特点

单纯性肥胖的临床特征表现为形体丰腴、肢体困重、腹部胀满、呼吸不畅、气短心悸、行动不便、思睡少动、疲乏懒言或食欲亢进、不耐饥饿等,且体重超过标准体重的20%,脂肪百分率超过相应标准的30%。轻度肥胖患者没有明显症状,除自觉体重增加、身体行动不便外,未觉有明显症状表现。单纯性肥胖患者容易发生糖尿病、脂肪肝、动脉粥样硬化、高血压、冠心病和感染等并发症。

五、危害

(1) 肥胖者因体态臃肿影响人体形态美,行动不便,甚至引起身心障碍,如精神压力过大、自卑等。

(2) 肥胖易使人出现乏力、气促,不耐受体力劳动,因体重增加,可引起腰痛、关节痛。

(3) 肥胖者因体内脂肪组织增多,基础代谢率大,心排血量增加,容易引起心肌肥厚和动脉粥样硬化,继而诱发高血压、冠心病、脑血管疾病,甚至猝死。

(4) 肥胖者多易患内分泌代谢性疾病,如糖代谢引起糖尿病、脂肪代谢引起高脂血症、核酸代谢异常会引起高尿酸血症等。

(5) 肥胖者易患肝胆疾病,如摄入能量过剩,干细胞内脂肪浸润,导致脂肪肝;脂类代谢失调,使胆固醇过多,诱发胆结石。

(6) 肥胖者易出现呼吸功能障碍,可并发睡眠呼吸暂停综合征。

(7) 肥胖可增加恶性肿瘤的发病率,可引起性功能衰退,男性阳痿,女性月经过少、闭经和不孕症等。

第二节 肥胖症的营养膳食

肥胖不仅影响人的形体美,而且是一种疾病,影响着人的健康和寿命。单纯性肥胖主要是由于营养膳食失衡,造成营养过剩导致的营养代谢紊乱。

肥胖与营养膳食密不可分,除由遗传、内分泌失调、器质性疾病所致以外,大多数与饮食不当有着密不可分的关系。当通过饮食摄入过多的热量、超过人体活动所需要消耗的能量时,多余的能量将转化为体内脂肪,储存在脂肪细胞内,使脂肪细胞肥大,逐渐导致发胖。因此,要防止肥胖,就要限制每日摄入的总热量,合理、适当地控制饮食,减少热量的摄入。

一、营养膳食配餐原则

1. 严格控制总能量摄入

提供能量的营养素包括蛋白质、脂肪和碳水化合物,它们每克产生的能量分别为 4、9、4 kcal,而每克酒精则可产生 7 kcal 的能量,仅次于脂肪,因此在实施营养膳食配餐中,要根据个体差异决定总量的限制水平。一般中青年人群,总能量限制在 1200~1500 kcal,其中蛋白质应占总能量的 25%、脂肪占 15%、碳水化合物占 60%。按着这一比例原则选择相关食物进行营养膳食配餐是十分关键的。

2. 选择低能量密度食物配餐

能量密度是指食物所含能量与食物重量的比值,及食物单位质量所含的能量。低能量密度食物指的是水分多而能量低的食物,如水果、蔬菜、瘦肉和牛奶制品等。因此,在设计减肥食谱和营养膳食配餐时应重点注意这个问题。

3. 摄入充足的优质蛋白质

充足的优质蛋白质食物在减肥过程中可以增强机体的抵抗力,防止肌肉组织分解,促进脂肪分解代谢,并有利于运动后体力恢复。优质蛋白质食物是针对性地选择蛋白质含量高、必需氨基酸全面,而坏脂肪酸和坏胆固醇相对较低的蛋白质食物,首选鱼虾类水产品,尤其是深海鱼类的三文鱼、沙丁鱼、鲱鱼、鳕鱼及无污染的淡水鱼虾产品。其次是各种乳品,乳品中的钙不但可以促进脂肪的分解,同时可以促进运动后的体力恢复,益生菌发酵的酸奶有利于减脂、通便。三是各种豆类及其制品,如豆腐、豆浆、干豆腐都是减肥的上品。禽肉类的鸡、鸭、鹅,畜肉中的牛、羊、猪等,这类高蛋白质食物尽量选择脂肪含量低的瘦肉,而且与豆制品、蔬菜、菌藻类搭配食用。

4. 低碳水化合物食物

适当限制碳水化合物,可有效控制多余碳水化合物转化为脂肪而储存于皮下或内脏。碳水化合物控制在 200~250 g,相当于粮食 300 g 或者薯类 500 g 左右的量。各种新鲜杂粮与干鲜豆类搭配的主食包括全麦食品、黑豆、燕麦米、玉米、小米、薏苡仁、黄豆、绿豆、蚕豆等。土豆、紫薯、地瓜、南瓜、山药、芋头、魔芋都可以作为碳水化合物的食物来源。

5. 充足的维生素、矿物质及膳食纤维

新鲜蔬菜、水果及菌藻类食物是最佳的多种维生素、矿物质及膳食纤维的食物来源。蔬菜包括洋葱、西芹、冬瓜、西蓝花等,各种花菜、黄豆芽、茼蒿、芥菜、莴苣、莲藕、萝卜、牛蒡等;水果包括木瓜、香蕉、苹果、西瓜、西柚、奇异果、柑橘、山楂等;菌藻类包括海带、紫菜、裙带菜及各种菇类、木耳、银耳等。上述各种食物可根据不同种类、不同色彩均衡搭配在各餐中,水果除加餐食用外,也可与鸡蛋、牛奶或酸奶在一起作为早餐或晚餐,如香蕉 150 g、牛奶 250 g、鸡蛋 1 个可组成一餐。

6. 限烟或戒酒

大量饮酒导致的肥胖及相关的并发症已成为当前世界卫生组织关注的话题。每克酒精产热 7 kcal,大量饮酒是当前中青年肥胖的一个主要因素之一。因此,严重肥胖的人群一定要严格限酒或戒酒,只能在采用低能量饮食基础上饮少量红酒(每次 100 mL),红酒中的白藜芦醇不仅有助于心脑血管健康与抗癌,也是一种有效的肥胖抑制成分。

7. 充足的水分

充足的水分不但能促进新陈代谢与血液循环,还有利于减肥。每天要保证足够的天然水和有一定减肥作用的饮料的摄入,如柠檬汁、绿茶、普洱茶、姜茶、薄荷茶、鲜榨西瓜汁、番茄汁、苦瓜汁、葡萄汁等,根据个人口味可加入蜂蜜或甜味剂。

8. 营养补充剂的应用

本着减肥不减营养的理念,肥胖者在坚持低能量减肥膳食的过程中,除了通过营养膳食配餐保证营养均衡以外,国内外学者研究认为,为了保证肥胖者肥胖体质的营养需求,促进新陈代谢,调整内分泌紊乱,提高免疫力,预防合并症,建议肥胖者要应用专用的营养补充剂(膳食补充剂),以保证维持理想体重。

营养补充剂的参考食谱举例见表 7-1、表 7-2。

表 7-1 营养补充剂的参考食谱 1

食物种类	重量或数量/g	蛋白质/kcal	碳水化合物/kcal	脂肪/kcal	总热量/kcal
主食(大米)	150	12.45	111	3.75	
肉类	100	20	0	10	
豆腐	250	18.5	7.50	8.70	
油	10	0	0	10	
蔬菜	500	0	25	0	
总计	1010	50.95	143.5	32.45	

表 7-2 营养补充剂的参考食谱 2

食物种类	重量或数量/g	蛋白质/kcal	碳水化合物/kcal	脂肪/kcal	总热量/kcal
主食(大米)	50 g	5	35	0	
鸡蛋	2 个	12	0	10	
牛奶(脱脂)	200 g	10	6	1.5	
瘦肉	250 g	50	0	25	
油	5 g	0	0	5	
蔬菜	250 g	0	12.5	0	
水果	250 g	0	25	0	
总计	1005 g	77	72.5	41.5	

注:①若患者常有低血糖,则可适当增加碳水化合物的克数;②若患者血脂浓度过高,则可适当减少脂肪的克数;③若患者需要消耗大量蛋白质,则可适当增加蛋白质的克数。

二、营养膳食减肥方法

低热量饮食疗法

单纯性肥胖的低热量饮食疗法,是指通过摄入适量低热量的饮食,甚或禁食,以减少进入人体的总热量,使体内热量呈负平衡,而达到消耗脂肪、降低体重和减肥目的的一种疗法。其机制:当处于热量负平衡时,体内需要的热量补充是通过脂肪动员,将脂肪转化为葡萄糖以维持血糖水平的相对稳定来进行的,因此消耗了大量脂肪,使体内脂肪积蓄得以减少,体重得以减轻。理论上,膳食供能低于机体的消耗量,即可达到减肥的目的。对于超重和轻度单纯性肥胖患者来说,通过适度的低热量饮食疗法,是完全可以在一段时间内治愈的,对于中、重度单纯性肥胖患者来说,饮食疗法则是一种不可替代的基础疗法。

肥胖者的低热量饮食疗法,有以下几种方法。

(1) 2/3 热量法:根据年龄、性别、标准体重、劳动强度等情况测算出每日所需最低总热量的 2/3 的量进食,以利于体内积蓄脂肪的消耗,降低体重。一般成年肥胖者每日总热量多数控制在 1000~2000 kcal(4184~8368 kJ)内,每日能量负平衡在 500~1000 kcal(2092~4184 kJ)内,可使每周体重下降 0.5~1 kg,直到体重下降至正常或接近正常时给予平衡热量维持。也可采取更缓和的 9/10 热量法,每日能量负平衡在 250 kcal(1046 kJ)左右,使每月稳步减肥 0.5~1 kg,热量控制不可急于求成。一般来说,4184 kJ 的功能量是最低安全水平。过度节食会引起生理功能紊乱与机体不适,同时减肥后极易反弹。

(2) 较低热量疗法:一般每日热量在 3347 kJ 以下,不间断地使用低热量食品,直至体重减至正常,多采用蛋白质、碳水化合物、脂肪等三者比例关系正常而热量在 800 kcal 以下的平衡膳食。

(3) 超低热量疗法:指每日保持 1255~2929 kJ 的热量摄入,采用具有一定量的优质蛋白质,并含有丰富的维生素和矿物质,能最大限度地减少负氮平衡、酮血症和体重的丢失,以及能保存体内电解质所必需的碳水化合物的膳食方案。

(4) 间断饥饿疗法:本法适用于中度和重度肥胖者,在低热量疗法食谱的基础上,每周禁食 1~2 天,进食前后不可增加使用量,此法较短期全饥饿疗法易于接受,可以说是"全饥饿疗法"与"低热量疗法"的折中方法,一般来说,一天禁食的热负值为 1.5 kcal。

(5) 短期全饥饿疗法:即残酷性减肥方法,此法已有 70 多年的历史,是一种疗法确切、行之有效的方法,此法要求患者住院进行,在医生的严密观察下,禁食 5~15 天,依据患者体质情况而定,禁食期间必须卧床休息,避免剧烈运动,并尽量补充水和电解质,必要时可以给予一定量的镇静剂,一般来说开始禁食 1~2 天时患者会觉饥饿,再过 3~4 天后,出现轻度酮血症,饥饿感逐渐消失,食欲也会减少,甚或消失。其优点是减肥效果肯定,但缺点更多,一是患者不能忍受饥饿之苦,难以接受,大部分患者自觉疲劳无力,小部分患者血压下降,出现体位性低血压、心律失常等。

低热量饮食疗法可能并发一定的副作用,所以必须依照具体情况计算和控制热量的摄入,以稳妥、恰当为原则,依照患者的年龄、性别、劳动强度、治疗前膳食的热量、肥胖程度及健康状况等因素来决定。因此,低热量饮食疗法的原则是因人而异、循序渐进、量力而行,切忌盲目进行。

采用低热量饮食疗法,要求患者必须具有良好的身体应激体能和良好的肝肾功能,同时排除心血管疾病、糖尿病等情况。低热量饮食疗法可能出现的副作用和并发症,依据个体和节食程度而有不同表现,主要包括:①低血糖、低血压,出现头昏、头痛、注意力不集中、精神紧张、心悸不安、面色晄白、汗出不止甚至昏迷等;②酮血症,出现头昏、精神疲倦、尿酮、酮症昏迷等;③水、电解质紊乱,低矿物质和优质蛋白质严重不足,轻者可表现为体位性低血压、心律失常、疲倦乏力、胃肠功能失调症状、免疫功能低下等,重者则表现为心肌萎缩、严重心律失常、猝死;④其他,如月经紊乱、性欲消失、情绪低落、尿酸盐性结石、痛风发作等内分泌功能紊乱症状与泌尿生殖系统疾病。此外还常见饥饿、怕冷、皮肤干燥、脱发、乏力、疲劳、嗜睡等。

减肥饮食参考食谱举例见表7-3、表7-4。

表7-3 减肥饮食参考食谱1

餐饮	食物种类	原食物及重量/g	备注(热量及营养素含量)
早餐	淡豆浆	豆浆 250	
	蒸南瓜	南瓜 300	
点心	饼干	麦麸饼干 20	
	茶	绿茶适量	
午餐	豆米饭	标二粳米 35	总热量 1000 kcal(约 4180 kJ)
		赤豆 25	蛋白质 63.3 g(占热量的 25.4%)
	青菜汤	小白菜 100	脂肪 31.8 g(占热量的 28.7%)
		虾皮 5	糖类 114.5 g(占热量的 45.9%)
	空心菜炒豆干	空心菜 100	膳食纤维 10.0 g
		豆腐干 35	胆固醇 238 g
		菜油 3	钙 798 mg
	黄瓜炒肉片	黄瓜 125	铁 54.4 mg
		猪瘦肉 30	维生素 A 2.07 mg
		菜油 3	维生素 B_1 1.08 mg
晚餐	豆米粥	标二粳米 20	维生素 B_2 1.73 mg
		赤豆 12	维生素 PP 18.3 mg
	卤猪肝	猪肝 50	维生素 C 134.0 mg
	拌三丝	豆腐干 25	
		海带 10	
		西瓜皮 150	
		麻油 3	

表 7-4　减肥饮食参考食谱 2

餐饮	食物种类	原食物及重量/g	备注(热量及营养素含量)
早餐	米粥	标二粳米 20	
	烤面包片	面包 35	
	煮黄豆	黄豆 50	
点心	饼干	麦麸饼干 20	总热量 1300 kcal(约 5439 kJ)
	茶	绿茶适量	蛋白质 65.2 g(占热量的 20.1%)
午餐	米饭	标二粳米 60	脂肪 40.8 g(占热量的 28.3%)
	猪肝炒洋葱	猪肝 50	糖类 167.8 g(占热量的 51.7%)
		洋葱 200	膳食纤维 10.6 g
		菜油 4	胆固醇 214 mg
	拌豆腐	豆腐 100	钙 778 mg
		麻油 2	铁 31.8 mg
	冬瓜海带汤	冬瓜 40	维生素 A 1.54 mg
		海带 5	维生素 B_1 1.49 mg
晚餐	米饭	标二粳米 20	维生素 B_2 1.69 mg
	莴笋炒肉片	莴笋 100	维生素 PP 20.6 mg
		猪瘦肉 40	维生素 C 79.0 mg
		菜油 3	
	拌豆芽	绿豆芽 160	
		麻油 2	
	菜汤	小白菜 100	

三、其他

1. 烹调方法

(1) 要求以氽、煮、蒸、炖、拌、卤等少油的烹调方法来制作菜肴,目的是减少用油量,另外为防止过多的水潴留于体内,应限制食盐用量。

(2) 根据肥胖程度,每日热量摄入减少 2093～4186 kJ,若折合为食物量,则每日减少主食 100～200 g,烹调油 15～30 g,或主食 50～100 g,瘦肉 50～100 g,花生、瓜子等 50～100 g。

2. 养成良好的饮食习惯

(1) 一日三餐,定时定量,定期测量体重,按体重调整饮食。不宜一日两餐进食,常易产生饥饿感,导致进食量更大而超量。晚餐不宜过多、过饱,以免促进体内脂肪的合成,不利于减肥,同时血脂易沉积于血管上。

(2) 少食或不食零食、甜食,因多数零食含热量较高,例如,每 100 g 花生、核桃仁、巧克力约可产生热量 2093 kJ,等于实际进食 150 g 的主食。

(3) 进食要细嚼慢咽,这样能使食物变细小,与富含淀粉酶的唾液充分混合,有助于食物的消化吸收,特别是可延长用餐时间,产生饱腹感。

(4) 对食欲亢进易饥饿者或预防过食主食时,先吃些低热量的菜肴,如黄瓜、番茄、拌菠菜、炒豆芽、炒芹菜等,先充饥而少食主食。

(5) 购买食品要有计划,依据事先拟好的购物单购物,拟定购物单最好在饭后进行,不要受诱惑或一时冲动购物。

(6) 避免购买速食品,包括方便面、速冻饺子,而应选择烹调费时费力的食品。因为烹调费时容易使人养成珍惜烹调好的食品及细嚼慢咽的良好习惯。

(7) 食品要存放在不易看到的地方,要有固定位置而不易拿取,防止糖果、点心放在显眼、随手可得的地方,水果也不应放在桌上,使肥胖者从想吃到吃的过程中可以想一想,有一段从取到吃的缓冲时间,就有可能打消吃的念头。

(8) 食欲好、进食速度快者,勿用盘、大碗盛饭菜,应该用小号的碗,每次盛的量要少。

(9) 防止边吃边看电视、听音乐或看书等。

四、推荐膳食

1. 山药粥

【配料】 山药、鲜荷叶各 30 g,大米 60 g,调料少许。

【制作与用法】 将鲜荷叶洗净,加适量水煎取汁,用该汁与山药、大米共煮成粥,用调料调味即可,佐餐食用。

【功效】 山药性平,味甘,能益气养阴、固精、止带,为平补肺、脾、肾,渗水湿,消肥胖的佳品,对时有低热、下肢肿胀,小便不利的肥胖者尤为适宜。现代研究表明,山药有利尿降压、促进胆汁分泌的作用,其发酵制剂对家兔有非常显著的降血糖作用,适用于减肥轻身。荷叶性平,味苦、涩,能清暑利湿,现代研究表明,其主要成分为荷叶碱,具有良好的降脂作用,能利湿、升阳、轻身。大米性平,味甘,可健身养胃、止渴、除烦。诸物合用,共奏健脾利胃、淡渗利湿、轻身之效。

2. 香菇蕨菜炒盘

【配料】 蕨菜 200 g,香菇 100 g,胡萝卜 20 g,青椒 1 个,食油、调料各适量。

【制作与用法】 将蕨菜、香菇、胡萝卜、青椒分别洗净,蕨菜切成段,胡萝卜、青椒切成片。把上述诸物放入热油锅中,炒熟后加入调料调味即可,佐餐食用。

【功效】 香菇性平,味甘,具有益气补虚、健脾胃、活血降脂的功效。蕨菜性寒,味甘,有解毒、清热、润肠、降气、化痰等功效。胡萝卜性平,味甘,能健脾化滞。青椒性温,味甘,可益气暖胃。诸物合用,共奏健脾化痰、降脂减肥之效。

3. 桃花减肥茶

【配料】 桃花 2 g。

【制作与用法】 将桃花放入杯中,用沸水冲泡,代茶频饮。

【功效】 桃花性平,味甘,可消食顺气、化痰浊、行水湿,《神农本草经》中称桃花"令人好颜色";《千金要方》则记载桃花能"细腰身",服后大便泄泻者,暂停服用。

4. 盐渍三皮

【配料】 西瓜皮、黄瓜皮、冬瓜皮等量,精盐少许。

【制作与用法】 将西瓜皮、冬瓜皮刮去外皮,与黄瓜皮一起,用沸水略焯,待冷却后切成条状,加适量精盐,腌渍 3 min,即可佐餐食用。

【功效】 西瓜皮性寒,味甘,能清暑解毒、泻火除烦、化湿利尿。其营养丰富,含有的氨基酸可消耗体内的脂肪,使糖、蛋白质的代谢顺利进行,从而达到降血脂、轻身的目的。黄瓜皮性凉,味甘,具有除热、利尿、解毒的功效。现代研究表明,鲜黄瓜中含有丙醇二酸,有抑制糖类转化为脂肪的作用。冬瓜皮性淡,味甘,可利水祛湿。诸物合用,共奏清热化湿、利尿减肥之效。

5. 消脂瘦身汤

【配料】 何首乌 20 g,荷叶 8 g,焦山楂、黄芪、决明子各 15 g,生姜 2 g,甘草 3 g。

【制作与用法】 将上述诸物共入锅中,加适量水煎取汁,代茶随意饮用。

【功效】 何首乌性平,味甘、苦,可润肠通便、降压降脂、补肝肾之精血。现代研究表明,何首乌有显著的降低血脂的作用。焦山楂性微温,味酸,能消食降脂、行气散瘀。荷叶性平,味苦、涩,能利湿、降脂。黄芪性微温,味甘,可补气升阳、益气固表、利水消肿。决明子性微寒,味苦、甘、咸,有润肠通便、降压、利尿,降低血中胆固醇的作用。生姜、甘草共为健脾调和之物。诸物合用,可益气消脂、通腑除积、轻身健步。

第三节 消瘦症概述

一、定义

消瘦症与肥胖症正好相反,通常是指体内脂肪蓄积异常减少,对食物的消化、分解、吸收和利用过程发生障碍。通常表现为消瘦、皮下脂肪少、肌肉萎缩、胸部肋骨清晰可见、营养失调状态、体重低于标准体重的 15% 以上。

二、分类

单纯性消瘦,可分为遗传性即体质性消瘦和外源性消瘦,通常由于作息不当(过度疲劳、休息或睡眠过少)、膳食不当、生活习惯和心理等各方面因素引起。

继发性消瘦,是指机体存在明显的临床表现或疾病引起的消瘦,如胃肠道疾病(胃炎、胃及十二指肠溃疡)、代谢性疾病(甲亢、糖尿病)、慢性消耗性疾病(肺结核、肝病、肿瘤等)。

三、病因和判断标准

消瘦症主要由于激素亢进,能量摄入和消耗呈负平衡,导致机体脂肪和蛋白质减少,从而引起体重降低。

(一)病因

(1) 食物摄入不足:①偏食、挑食,进食不规律,导致食物摄入量不足,引起的营养不良或佝偻病。②由于口腔疾病、消化性溃疡、胃及食管肿瘤等引起进食吞咽困难。③由于主动采取节食或过度运动造成的神经性厌食,引起的消瘦。④神经-肌肉因素引起的咀嚼吞咽困难,如重症肌无力。⑤食物摄入不足造成的维生素缺失,营养失调而导致的消瘦。

(2) 食物消化、吸收、利用障碍:①由于消化液及消化酶分泌障碍,降低了食物营养素的吸收,而引起消瘦。②由慢性胃肠病、慢性肝胆胰病、内分泌与代谢性疾病(常见于糖尿病、甲亢)等引起的食物吸收、利用障碍。

(3) 对食物需求增加或消耗过多:特殊生理或病理状态对营养素需求增加或消耗过多引起,如妊娠期、甲亢、运动过度、长期发热、恶性肿瘤和失血(外伤、急慢性出血、大手术)。

(二)判断标准

消瘦症的判断标准是将实际体重与标准体重进行比较,实际体重低于标准体重的15%~25%,称为轻度消瘦症,26%~40%为中度消瘦症,40%以上为重度消瘦症。

第四节　消瘦症的营养膳食

消瘦症的饮食营养膳食应先从少量进食开始,逐渐增加食物摄入量。摄食困难者,可选择肠外营养补充剂。对神经性食欲缺乏者应以精神疗法为主。

(1) 保证充足的优质蛋白质和热量。消瘦症患者以易消化、高蛋白质、高能量的食物为主,食物中动物性蛋白质和大豆类蛋白质应占蛋白质供给量的1/2,热量的摄入量应略高于普通人。食物烹制应精细,易消化。当膳食营养能量不足时,可以增加肠内营养制剂。

(2) 膳食搭配合理。总热量中碳水化合物占55%~60%、脂肪占20%~30%、蛋白质占15%~18%,总热量中早餐占25%~30%、午餐占30%~35%、晚餐占25%~30%且加餐应占全天总热量的5%~10%。

(3) 消瘦者胃肠功能差,不宜一次进餐量太多,应用循序渐进的方式逐步提高各种营养物质的摄入,可增加餐次或在两餐间增加些甜食。

(4) 良好的生活习惯。合理安排作息时间,保证充足的睡眠,进行适量的抗阻力运动,锻炼肌肉,运动时间不宜过长,防止脂肪消耗。

科学的行为生活方式、合理的膳食结构,有助于改善消瘦症的症状。

自测题

一、选择题

1. 肥胖症是一组常见的（　　）症候群。当人体进食热量多于消耗热量时，多余热量以脂肪形式储存于体内，其量超过正常生理需要量，且达一定值时遂演变为肥胖症。

A. 内分泌　　　B. 代谢　　　C. 病态　　　D. 综合

2. 腹部肥胖常用 WHR 测量，WHO 建议男性 WHR＞(　　)、女性 WHR＞(　　)为中心性肥胖。

A. 1.0、0.9　　B. 0.8、0.9　　C. 0.9、0.8　　D. 0.9、1.0

二、填空题

1. 提供能量的营养素包括_____、_____、_____，它们每克产生的能量分别为_____、_____、_____ kcal，而每克酒精则可产生_____ kcal 的能量，仅次于脂肪。

2. 充足的优质蛋白质食物在减肥过程中可以增强_____，防止_____，促进_____，并有利于_____。

三、简答题

1. 简述肥胖症的营养膳食配餐原则。
2. 简述营养膳食减肥方法。

（陈娟　杨立锋）

第八章 美胸丰胸营养与膳食

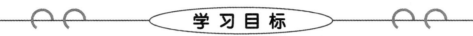

学习目标

1. 掌握美胸丰胸营养与膳食原则。
2. 熟悉美胸丰胸食疗常用配方及禁忌。

拥有健康丰满的胸部是每一位爱美女性梦寐以求的事情,女性胸部健美包括胸肌的发达和乳房的丰满。胸肌发达与否主要与平时的锻炼有关,锻炼可以使胸部更加挺拔,而乳房的丰满与否,除了与遗传因素有关外,更重要的是与日常膳食营养密切相关。能达到丰胸效果的方法很多,其中饮食丰胸是最简单最健康的美胸丰胸方法,长期坚持不仅能美容养颜,还能有效促进乳房的丰满,所以如何从食物中摄取所需要的营养与丰胸膳食是不同年龄的女性维持美丽胸部的关键。

第一节 概 述

一、乳房的分型

乳房是女性第二性征的重要标志,我国少女一般从12~13岁起,在卵巢分泌雌激素的影响下,乳房开始发育,随着月经的来潮,在15~17岁乳房发育基本成熟,22岁基本停止发育,之后脂肪组织还会相继增多。发育良好的乳房多呈半球形或圆锥形,两侧基本对称。少数未完全发育成熟的乳房呈圆盘形或平坦形。哺乳后乳房都会有一定程度的下垂或略呈扁平,影响胸部曲线美。因此,拥有一对丰满匀称的乳房也是女性胸部健美的重要组成部分。一般按乳房隆起的高度和形态,将女性乳房分为4种类型,即半球形、圆锥形、圆盘形和下垂形。

(一)半球形

乳房前突的长度等于乳房基底的半径,侧面看起来像是一个皮球被分成两半,有足够的脂肪组织,是理想的乳房形态。很容易因为各种原因导致胸部的下垂和松弛。持续的胸部锻炼和合理的营养膳食对于此形的女性非常重要。

(二) 圆锥形

乳房前突的长度大于乳房基底的半径,侧面看起来像锐角三角形,乳房感觉不自然地尖长隆起,乳腺组织、脂肪组织都很发达。西方女性大多属于这种胸形,长期坚持锻炼胸肌和均衡营养是维持这种胸形的关键。

成年未产女性乳房的外观多呈半球形或圆锥形,腺体质地紧张而有弹性。

(三) 圆盘形

乳房前突的长度小于乳房基底的半径,侧面看起来很像钝角三角形所形成的圆盘。属于比较平坦的乳房。丰胸饮食、健康的生活习惯、正确穿着内衣和长期的胸部锻炼是这类胸形女性丰胸的法则。

(四) 下垂形

乳晕下缘低于下乳沟线,或呈水平,或乳头指向地面,皮肤松弛、弹性小,即属于萎缩型。不当的减肥或哺乳后乳腺组织萎缩会造成乳房内脂肪减少,从而引起肌肉松弛,从饮食、运动、生活习惯、日常护理等多方面进行调整才能从根本上改变下垂的现象。

不论是哪种类型的乳房都有可能随着年龄、营养、环境的改变而发生变化,只要通过适当的方法,都可以塑造出完美的乳房,保持健美的胸形。

二、健美胸部的标准

(一) 健美胸部的定性标准

(1) 皮肤红润有光泽,无皱褶,无凹陷。

(2) 乳腺组织应丰满,乳峰高耸,柔韧而富有弹性。

(3) 两侧乳房等高、对称,在第 2~6 肋间,乳房基底横径为 10~12 cm;乳房的轴线,即从基底面至乳头的高度为 5~7 cm。

(4) 健美乳房的乳头润泽、挺拔,位于第 4 肋间或稍下。两乳头间的间隔大于 20 cm,最好在 22~26 cm 之间。

(5) 乳晕清晰,颜色红润,直径为 2~4 cm。

(6) 乳房的外形挺拔丰满,呈半球形。

(7) 身高在 155~165 cm 者,通过乳头的胸围应为 82~86 cm。

(8) 东方女性的完美胸围也可用公式计算:标准胸围=身高(cm)×0.53。按此标准计算,胸围/身高(cm)≤0.49,属于胸围太小;胸围/身高(cm)为 0.5~0.53,说明胸围属于标准状态;胸围/身高(cm)>0.53,属于美观胸围;胸围/身高(cm)>0.6,属于胸围过大。

（二）健美胸部的半定量标准

胸部的健美标准包括乳房的形态、皮肤质地、乳头形态等因素。有人用评分法将胸部健美标准定量化。

(1) 标准胸围：达到标准 30 分，相差 1 cm 以内 25 分，相差 2 cm 以内 20 分，相差 2 cm 以上 10 分。

(2) 乳房类型：半球形 30 分，圆锥形 25 分，圆盘形 20 分，下垂形 10 分。

(3) 皮肤质地：紧张有弹性 10 分，较有弹性 8 分，尚有弹性 5 分，松弛 2 分。

(4) 乳房位置：正常 10 分，过高 8 分，两侧不对称 5 分，过低 2 分。

(5) 乳头形态：挺出大小正常 10 分，过小 8 分，下垂 5 分，内陷或皲裂 2 分。

(6) 乳房外观：正常 10 分，颜色异常 8 分，皮肤凹陷、皱褶、瘢痕 5 分，皮肤凹陷、皱褶、瘢痕、颜色异常 2 分。

一般 74 分以上者为健美胸部，满分为 100 分。

通过以上美胸标准可以知道，乳房不是越大越好，而是要和体形相协调，过大的乳房同样会破坏整体美。另外在病理情况下，如乳腺发炎、乳腺癌等，乳房也会变大。患巨乳症时，乳房会大于正常乳房数倍甚至十多倍。这些都是不正常的，需要去医院治疗。

三、胸部健美的影响因素

胸部的健美受多方面因素的影响，常见影响因素如下。

（一）遗传因素

胸部大小主要与遗传因素有关，女性接受上代遗传的激素水平的高低，决定了其胸部乳房的体积大小。一般来说，如果母亲的胸部较瘦小，那么女儿的胸部也大多不丰满。

（二）营养状况

处于青春期的女孩，如果没有摄入均衡的营养及合理的饮食，即蛋白质、脂肪、能量摄入不足，则生长发育受阻，从而限制胸部及乳房的发育，产生扁平胸或小乳房。过分追求苗条，过度控制饮食，在体重明显下降的状况下，乳房的皮下组织和支持组织显著减少，乳房皮肤松弛、皱缩，这种情况被称为青春期乳房萎缩。另外，体胖的女性因为脂肪积聚较多，胸部就显得丰满突出；消瘦的女性脂肪积聚少，胸部就显得小而平坦。所以体形消瘦的女性，应多吃一些高热量的食物，通过热量在体内的积蓄，使瘦弱的身体丰满，同时乳房也可因脂肪的积聚而变得挺耸而富有弹性。

（三）内分泌激素

胸部乳房的发育受垂体前叶、肾上腺皮质和卵巢等分泌的内分泌激素的共同影响。卵巢分泌的雌激素、孕激素，垂体前叶产生催乳素、促卵泡激素（FSH）、促黄体生成素（LH）等都会促进乳房发育。其中雌激素对乳腺的发育有最重要的生理作用,雌激素能促使乳腺导管增生、延长、形成分支,促使乳腺小叶形成,还能促进乳腺间质增生、脂肪沉积,从而使女性乳房丰满。一般而言,雌激素水平高的女性乳腺发育较好,乳房体积较大,但是,乳腺增生的可能性也较大;孕激素又称黄体酮,可在雌激素作用的基础上,使乳腺导管末端的乳腺腺泡发育生长,并趋向成熟,乳腺腺泡是产生乳汁的场所;脑垂体分泌的催乳素在女性怀孕后期及哺乳期大量分泌,能促进乳腺发育和泌乳;垂体前叶分泌的促卵泡激素能刺激卵巢分泌雌激素,促黄体生成素能刺激产生孕激素,两者对乳腺的发育及生理功能的调节起间接作用;此外,生长激素、甲状腺激素、肾上腺皮质激素等也都能间接对乳腺产生影响。所以,乳房过小与激素分泌不足也有很大关系。

(四)体育锻炼

适当的健胸锻炼可使女性身心健康,体形健美。以各种方式活动上肢和胸部,充分使上肢上举、后伸、外展及旋转,并经常做扩胸运动,锻炼肌肉和韧带,则可使整个上半身结实而丰腴、胸部肌肉健美。如普拉提式美胸通过有针对性地对胸大肌进行锻炼从而增加胸部脂肪组织的弹性,使胸部结实而坚挺,能有效防止胸部下垂与外扩。

(五)其他

哺乳后乳腺组织萎缩、不当减肥、长期穿不适合的内衣等都会影响胸部健美,造成乳房下垂。

四、中医病因

中医认为,乳房的生长发育与五脏六腑之气血津液对乳房的滋养作用密切相关,其中以肾、脾、肝对乳房的健美影响最大。

(一)肾气虚衰

《素问·上古天真论》认为,女子七岁,肾气盛,齿更发长;二七而天癸至,任脉通,月事以时下,两乳逐渐丰满,孕育后乳汁充盈。肾气虚衰则天癸竭,乳房衰萎。

(二)气血不足

肾气为先天之本,脾胃为后天之本,气血生化之源。由于先天禀赋薄弱,肾气亏虚,致胎中失养,孕育不足,以及后天喂养失当,损伤脾胃,致脾胃虚弱,不能运化水谷精微,化生气血,最终导致气血不足,形体失养,乳房发育不良。

(三)肝气郁结

胸肋部为肝胆经循行之处,乳头属肝经。肝主疏泄,保持肝脏经气调畅,情志和谐,则脾胃功能健运,能促进乳房发育和健美。情志抑郁,导致肝失疏泄,肝气郁结,则乳房胀痛,甚至形成肿块。

第二节　美胸丰胸营养与丰胸食疗方

一、女性各期美胸与营养

（一）青春期美胸与营养

女性乳房从青春期开始发育，此期卵巢分泌大量雌激素，促进乳腺的发育，乳腺导管系统增长，脂肪积蓄于乳腺，乳房逐渐发育呈匀称的半球形或圆锥形。所以要使乳房发育丰满健美，就要在此期确保机体健康，保证各种激素的正常分泌。可适当增加一些植物雌激素的摄入和有利于雌激素分泌的食物，青春期正处于生长发育的关键时期，蛋白质尤其是优质蛋白质能促进机体生长发育，一些维生素是构成和促进雌激素分泌的重要物质。所以，多吃富含蛋白质、维生素、矿物质的食物，适量吃一些脂肪类食物，可以充分提供此期乳房发育所需要的营养。

（二）经期美胸丰胸与营养

乳腺组织受激素影响随着月经来潮呈周期性变化。在月经周期的前半期，受促卵泡激素的影响，卵泡逐渐成熟，雌激素水平逐渐增高，乳腺出现增殖样变化；排卵以后，孕激素水平升高，催乳素也增加；月经来潮前3～4天体内雌激素水平明显增高，乳腺组织活跃增生，腺泡形成，乳房明显增大、发胀；月经来潮后雌激素和孕激素水平迅速降低，乳腺开始复原，乳房变小变软。数日后，随着下一个月经周期的开始，乳腺又进入了增殖期的变化。在月经周期的前半期和排卵期，在均衡饮食的基础上摄入适量高能量的营养物质，可以使脂肪较快囤积于胸部，促进胸部的丰满。

（三）妊娠期和哺乳期美胸与营养

妊娠期受各种激素的作用，乳腺不断发育增生，乳房体积增大、硬度增加。哺乳期乳腺受催乳素的影响，腺管、腺泡及腺叶高度增生肥大、扩张，乳房明显发胀，硬而微痛，哺乳后有所减轻。妊娠期和哺乳期一定要均衡营养，保证能量供给，不用担心胸部不丰满，即使平坦的胸部在这一特殊时期也会因各种激素的旺盛分泌而体积增大，但要注意哺乳期易患乳腺炎而影响乳房健康。断奶后，乳腺腺泡萎缩，末端腺管变窄，乳腺小叶变小，乳房内结缔组织再生，但再生数量远远赶不上哺乳期损失的数量，因此乳房会出现不同程度的松弛、下垂。可以多摄入富含胶原蛋白的食物，如猪蹄、鸡翅等，促进结缔组织的再生。多摄入维生素C含量丰富的食物，促进胶原蛋白的合成。

（四）绝经期和老年期美胸丰胸与营养

女性进入更年期以后，卵巢功能开始减退，月经紊乱直至绝经，乳腺也开始萎缩。到了老年期，乳管逐渐硬化，乳腺组织退化或消失。从外观上看乳房松弛、下垂甚至扁平。绝经前后是乳腺癌高发的时期，这时期补充含雌激素的药物或保健品非常危险，而通过饮食调节体内雌激素水平是安全的。应注重多食用含丰富维生素 E、维生素 C、B 族维生素的食物，抗氧化、防衰老、调节体内雌激素的分泌，控制能量的摄入。

二、调摄养护方法

（一）加强饮食营养

乳房的大小取决于乳腺组织与脂肪的数量，乳房组织内 2/3 是脂肪，1/3 是腺体。乳房中脂肪多了，自然会显得丰满，所以适当地增加胸部的脂肪量，是促进胸部健美的有效方法。增加胸部的脂肪量最直接的方法就是摄入脂肪含量丰富的食物，并且控制多余的脂肪囤积在身体其他部位，如小腹、臀部或全身。同时想要拥有丰满的胸部，应该从均衡饮食着手，不仅要摄入一定量的脂肪类食物，还要食用蛋白质含量丰富的食物，以促进胸部的发育；摄入富含多种维生素、矿物质的食物，来刺激雌激素的分泌；丰胸中药也可适当补充；多饮水可对滋润、丰满乳房起到直接作用。具体丰胸饮食原则如下。

1. 保证总能量的摄入

总能量摄入应以体重为基础，使体重达到或略高于理想范围。一般身体瘦弱的女性，胸部都达不到健美的标准，应在均衡膳食的基础上，多吃一些含热量较高的食物，使瘦弱的身体变得丰满，同时乳房也会因脂肪的积蓄而变得丰满而富有弹性。当然，脂肪也不是越多越好，过多的脂肪堆积可引起乳房松弛、下垂，同样也会影响形体美。

2. 保证充足的蛋白质

蛋白质是构成人体的成分，也是构成人体重要生理活性物质，尤其是激素的主要成分，是乳房生长发育不可缺少的重要营养物质，尤其是在青春期，应摄入充足的优质蛋白质，以保证乳房能发育得完全而丰满。每日蛋白质供给量为 70～90 g，占总能量的 12%～14%，优质蛋白质应占蛋白质总量的 40% 以上。

3. 补充胶原蛋白

胶原蛋白对于防止乳房下垂有很好的营养保健作用，因为乳房依靠结缔组织外挂在胸壁上，而结缔组织的主要成分就是胶原蛋白。

4. 补充充足的维生素

各种维生素如维生素 E、B 族维生素、维生素 C 等有刺激雌激素分泌、促进乳房发育的作用。

（1）维生素 E 能促进卵巢的发育和完善，使成熟的卵细胞增加，黄体细胞增大。卵细胞分泌雌激素，当雌激素分泌量增加时可促使乳腺管增长；黄体细胞分泌孕激素，可使乳腺管不断分支形成乳腺小管,使乳房长大。

(2) B族维生素是体内合成雌激素不可缺少的成分。

(3) 维生素 C 能够促进胶原蛋白的合成,而胶原蛋白构成的结缔组织是乳房的重要组成成分,有防止胸部变形的作用。

5. 摄入足量的矿物质

矿物质是维持人体正常生理活动的重要物质,有些矿物质还参与激素的合成与分泌。如锌可以刺激性激素分泌,促进人体生长和第二性征的发育,促进胸部的成熟,使皮肤光滑、不松垮,处于青春期的女性尤其应注重从食物中摄入足够量的锌;铬是体内葡萄糖耐量因子的重要组成成分,能促进葡萄糖的吸收并使其在乳房等部位转化为脂肪,从而促进乳房的丰满。

6. 关注美胸丰胸的最佳时期

一般认为月经来的第 11～13 天是女性丰胸的最佳时期;第 18～24 天为丰胸的次佳时期。由于激素的影响,这两个时期乳房的脂肪囤积得最快。

7. 常食用美胸丰胸药膳

常食用具有补益气血、健脾益肾及疏肝解郁功效的中药,如人参、当归、黄芪、川芎、枸杞、熟地、红枣、桂圆、山药、陈皮、通草、菟丝子、玫瑰花等。

(二) 加强胸部的体育锻炼

各种外展扩胸运动、俯卧撑、单双杠、哑铃操、健美操、游泳、瑜伽、普拉提、跑步、太极拳等能使乳房胸大肌发达,促使乳房隆起。进行体育锻炼特别是较剧烈的运动时,要注意的是必须佩戴胸罩。

(三) 经常进行胸部和乳房按摩

可用按揉穴位,掌摩、托推乳房,揪提乳头等方法。按摩手法要轻柔,不可过分牵拉。

(四) 要养成良好的生活习惯,保持正确的姿势和体态

站、立、行、走要挺胸、抬头、平视、沉肩、两臂自然下垂,要收腹、紧臀、直腰,不要佝腰、驼背、塌肩和凹胸。另外,应佩戴松紧、大小合适的胸罩,保持心情的舒畅。

三、饮食宜忌及食疗方举例

(一) 宜用食物

1. 多食用热量含量较高的食物

如瘦肉、蛋类、花生、核桃、芝麻、植物油、糖类、糕点等,有助于体瘦女性脂肪的积蓄,以保证体内有足够的脂肪。

2. 多食富含优质蛋白质的食物

如瘦肉、鱼、蛋、牛奶、大豆等,有助于青春期女性乳房的发育。

3. 多食富含维生素的食物

维生素 E:卷心菜、花菜、葵花籽油、玉米油、菜籽油、花生油、大豆油等,有助于胸部发育。维生素 A:鱼肝油、动物肝脏、花椰菜及胡萝卜等,有利于激素分泌。B族维生素:动物内脏、粗粮、奶制品、豆类、瘦肉,有助于激素分泌。维生素 C:柿子、苦瓜、花椰菜、油菜、柑橘、柚子、柠檬、草莓、猕猴桃、鲜枣等,可防止胸部变形。

4. 多食富含锌的食物

牡蛎、蛤蜊、动物肝脏及肾脏、肉、鱼、粗粮、干豆、坚果等,可促进乳房的发育。

5. 多食富含胶原蛋白的食物

猪蹄、蹄筋、鸡翅、海参、鸡爪、鸭爪等,可防止胸部变形。

6. 其他丰胸食物

青木瓜可以促进乳腺发育,是民间常见的丰胸水果,这类水果还包括水蜜桃、樱桃、苹果等;蜂王浆含有十几种维生素和性激素,对性激素不足造成胸部发育不良者是不错的选择;莴苣类蔬菜是近年来比较流行的丰胸食物。

(二)忌(少)用食物

1. 少食生冷寒凉的食物

女性在丰胸期间应少食生冷寒凉的食物,尤其是生理期间应禁食,以免造成经血瘀滞,伤及子宫、卵巢,影响雌激素的分泌,进而影响丰胸。原则是冰凉的东西不吃,属性寒凉的食物浅尝即可,平时尽量多吃些温热的食物。性寒凉的食物有柚子、橘子、柑、菠萝、西瓜、番茄、莲雾、梨、枇杷、橙子、苹果、椰汁、火龙果、奇异果、草莓、山竹、绿豆、苦瓜、冬瓜、丝瓜、黄瓜、竹笋、茭白、荸荠、藕、白萝卜、茼蒿、大白菜、啤酒、兔肉、鸭肉等。

2. 忌食过量甜食

长期进食高糖类食物,会使血中胰岛素水平升高,而人群中高胰岛素水平者发生乳腺癌的危险性增加,直接影响乳房的健康,更谈不上胸部的健美了。

3. 少食动物性脂肪

动物性脂肪的摄入也与乳腺癌的发病率密切相关。

(三)食疗方举例

1. 海带炖鲤鱼(《中国食疗大全》)

【配料】 水发海带 200 g,猪蹄 1 只,花生米 150 g,鲤鱼 500 g,干豆腐 2 块,姜、葱、油、盐、料酒各少许。

【制作和用法】 猪蹄去毛,洗净,剁成块;鲤鱼去鳞、去腮、去内脏;干豆腐切成丝;海带清洗,切成段;生姜切片,葱切段备用。将炒锅烧热,放适量植物油,分别放入海带、猪蹄、豆腐丝爆香,倒入砂锅中。加花生米、料酒及清水适量,炖 1 h,再加姜、葱、鲤鱼炖半小时,加盐调味即可。佐餐食用,可常食。

【功效】 有滋阴养血之功效。适用于阴血虚弱、乳房失养而致乳房扁平者。猪蹄有补血、通乳、丰肌的功效,猪蹄中含有大量胶原蛋白,在烹饪过程中可转化为明胶,明胶特有的网状结构能有效改善肌肤组织细胞的储水功能,使乳房细胞保持滋润,使肌肤光滑富有弹性;鲤鱼能通乳,对乳房的发育有利。黄豆富含大豆蛋白和大豆异黄酮,可促进激素的分泌。

2. 豆浆炖羊肉(《中国食疗大全》)

【配料】 羊肉 500 g,生淮山药片 200 g,豆浆 500 mL,油、盐、姜少许。

【制作和用法】 将生淮山药片、羊肉、豆浆倒入锅中,加适量清水及油、盐、姜,炖 2 h 即可。食肉,喝汤,每周 2 次。

【功效】 有补气养血之功效。适用于气血虚弱所致乳房扁小者。羊肉性热,暖中补虚,开胃健力。山药健脾益肾。豆浆中含有丰富的蛋白质、大豆异黄酮,有调节雌激素的作用,可促进女性乳房正常发育。

3. 荔枝粥(《泉州本草》)

【配料】 荔枝干(去壳取肉)15 枚,莲子、淮山药各 90 g,瘦猪肉 250 g,粳米适量。

【制作和用法】 以上诸料一并煮粥,粥熟后调味即可食用。可作为主食,每周 2 次。

【功效】 有滋补气血之功效。适用于乳房弱小者。

4. 黄豆排骨汤(《新编中国美容秘方全书》)

【配料】 猪排骨 500 g,黄豆 50 g,大枣 10 枚,黄芪、通草各 20 g,生姜片、盐适量。

【制作和用法】 将排骨剁成块,放入锅中,加黄豆、大枣、黄芪、通草(黄芪、通草用纱布包好)、生姜及清水适量煮 2 h,去药包,加盐调味即可。喝汤,食肉、黄豆、大枣。可常食。

【功效】 有益气养血通络之功效。适用于气血虚弱所致乳房干瘪者。

5. 花生炖猪脚(《新编中国美容秘方全书》)

【配料】 花生 100 g,猪脚 1 只,盐、姜、糖各少许,酱油 4 汤匙,料酒 2 汤匙。

【制作和用法】 将猪脚洗净氽烫,然后放入锅中炒至微黄色。加入花生、酱油、糖、料酒、姜和适量的水。以小火炖煮,炖至猪脚熟透,加盐调味即可。可常食。

【功效】 丰乳健胸、补气养血。适用于乳房下垂、乳房平坦者。花生含有维生素 E、多不饱和脂肪酸,可促进胸部脂肪细胞丰满;猪脚含大量胶原蛋白和少量脂肪,可防止乳房下垂,促进胸部健美。

6. 参芪玉米排骨汤(《中华靓汤大全》)

【配料】 党参 10 g,黄芪 10 g,黄玉米(嫩)2 根,排骨 250 g,姜 10 g。

【制作和用法】 排骨切块氽烫,备用;玉米洗净,切块;姜切丝备用。将所有原材料放入锅中,加水盖过食材,文火炖 1 h 即可。食肉、玉米,喝汤。可常食。

【功效】 黄芪味甘、性微温,能补中益气,提升下垂、松弛的乳房。党参具有补中益气、健脾益肺的功能。玉米含有维生素 E,有助于青春期女性第二性征的发育和增加抵抗力。可丰胸美体,适合各年龄段女性食用。

7. 青木瓜鱼头汤(《中华靓汤大全》)

【配料】 青木瓜半个,鲜鱼头 1000 g,姜丝适量,盐 2 小匙。

【制作和用法】 青木瓜削皮去籽,冲洗干净,切块;姜洗净切丝;鱼头去鳞、腮,洗净,切块。将青木瓜放入锅中,加 6 碗水以大火煮开,转小火煮 15 min 左右。转中火放入鱼头,煮至鱼头熟透,加盐与姜丝即成。佐餐食用,可常食。

【功效】 健胸丰乳、润肤养颜。青木瓜含有丰富的木瓜酶、维生素 C、钙、磷、钾等。青木瓜中所含的木瓜酶对胸部的发育有很大的帮助,而且有润滑肌肤的作用,鱼头富含胶质和优质蛋白质。

自测题

思考题

小丽,20 岁,身高为 160 cm,胸围为 64 cm。与同龄女孩相比,乳房较小,胸部平坦,体形也比较瘦弱,和同学走在一起,小丽很自卑,不敢抬头挺胸地走路。小丽非常想让自己的胸部变得丰满,人变得自信。请思考如下问题。

1. 通过饮食调节,小丽的胸部能变得丰满吗?(小丽还处于青春发育期,胸部发育还没有完全定型)

2. 按小丽的身高(cm)、胸围(cm)计算:

(1) 她的标准胸围应为(　　)。

(2) 她的胸部属于以下哪种情况?(　　)

A. 胸围太小　　B. 标准胸围　　C. 美观　　D. 胸围过大

3. 有哪些建议可以帮助小丽?(从饮食、体育锻炼、胸部按摩、生活习惯等方面提出建议)

4. 请为小丽制订一周丰胸食谱。

(王倩　高彤彤　晏志勇)

第九章 美容外科与营养膳食

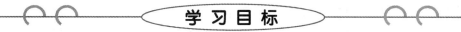

1. 了解常见的美容外科手术的分类。
2. 掌握美容外科手术术前术后的饮食原则及术后适宜的食物。
3. 理解营养膳食对瘢痕的影响。
4. 理解理化美容微创疗法术后适宜的食物及推荐饮食。

美容外科是一门以人体美学为基础,运用审美、心理与外科技术相结合的手段,对具有正常结构与功能的人体部位加以修复和再塑,增加其形态之美感,或对一些损容性疾病进行治疗为目的的一门医学分支学科。美容外科源自整形外科,是整形外科的一个分支。像其他外科一样,美容外科术前术后也应注意营养问题,为手术创造更好的条件,促进术后创伤的恢复,以利于美容外科手术取得更加理想的术后效果。

第一节 美容手术与营养膳食

美容外科手术和其他任何一种外科手术一样都会对受术者的机体和组织造成一定程度的创伤,而手术创伤的修复涉及一系列复杂的病理生理过程,尤其与机体代谢及营养状况密切相关。在这个过程中除了必要的药物治疗及周到的护理外,还应该注重科学地补充营养,这关系到美容手术的术后效果。受术者常在手术前后由于创伤、失血、感染、麻醉等原因,发生代谢紊乱、水及电解质平衡失调、贫血、营养不良等症状。这些变化都会阻碍组织愈合,对受术者的手术效果造成直接的影响。美容外科手术如面部轮廓的美容手术、面部年轻化手术、减肥美体手术等,这些手术的目的都是为了"锦上添花",要达到"甲级愈合",对损伤的修复质量要求更高,因此,为了避免上述情况的发生,合理的营养支持在美容外科治疗中就显得更加重要。

一、常见的美容手术的分类

常见的美容手术根据手术部位、目的不同可分为头面部美容手术、减肥美体手术、隆胸手术等。

(一) 头面部美容手术

随着美容外科技术的发展和人们生活水平的普遍提高,人们对美的追求也越来越热切,不仅那些先天的和后天造成的器官畸形和损伤,通过美容外科手术可以得到修复与再塑,一些为了增进容貌美的手术,如重睑术、面部除皱术等,也不再是少数人的专利。

头面部美容手术主要包括五官美容手术、面部轮廓的美容手术、面部年轻化手术。常见的手术项目有重睑术、眼袋整形术、内眦开大术、提眉术、隆鼻术、招风耳整形术、下颌角缩小整形术、颧骨整形术、面部除皱术等。

1. 重睑术

重睑术又称为重睑成形术,俗称"双眼皮术",是指改变眼睑组织结构,对眼睑外形重新塑造,形成新的上睑皱褶的手术。通俗地说就是把单眼皮做成双眼皮的手术。它使眼睛更加生动,是美容外科最常见的手术之一。针对不同的重睑术病例,手术方法也不尽相同。一般分为切开法和埋线法两大类。每一类又派生出很多种术式,加起来不下百种,但不论采取何种术式,基本的原理、基本的方法都是一致的。即使上睑皮肤与睑板粘连,使睁眼时上睑皮肤能凹陷形成重睑沟。

2. 眼袋整形术

随着年龄的增长,下眼睑可能发生皮肤、眼轮匝肌松弛和脂肪突出的症状,常在下睑及其下方形成眼袋,通常采取从眼睑外缘或睑结膜处切口,将膨出的脂肪取出和松垂的多余皮肤切除的方法,达到紧致肌肤的目的。

3. 内眦开大术

内眦开大术是内眦赘皮、小睑裂综合征的主要矫正术之一。通过新内眦点的建立、上睑下垂的矫正、内眦赘皮及上睑多余皮肤的处理、内眦角及下睑的成形等来开大内眦。

4. 提眉术

提眉术是通过切除眉上或眉下部位的皮肤(可含部分眉毛),能上提眉毛或上睑皮肤,调整眉毛位置或眉形达到纠正轻度内双、三角眼、改善上睑皮肤松弛及祛除上睑皱纹、部分鱼尾纹目的的手术。

5. 隆鼻术

由于鼻部位于面部的正中,任何较小的畸形和缺损都会显得异常突出,引人注目。较重的鼻部畸形还会对人们的心理健康造成不良影响,最常见的鼻部整形术即为隆鼻术。

隆鼻术是以各种植入材料植入为主要方法,隆起或抬高鼻部形态为主要目的的鼻整形术式。以往把隆鼻术作为鞍鼻整形的适应证已不符合目前的情况。现在有众多的求诊者就诊的原因只是觉得鼻部不够高、不够挺拔、不够完美。因此,隆鼻术应为主诉鼻梁低平或鼻头低平者的手术适应证。根据统计,隆鼻术可能是目前开展最多的整形美容手术之一。隆鼻术也是一种很成熟的美容手术,操作较为简单、安全、风险较小,也易于被大众接受。

6. 招风耳整形术

招风耳是一种较常见的先天耳廓畸形,多见于双侧,特点是耳廓略大,上半部扁平。对耳轮发育不全,形态消失。美容医学上专门针对这种缺陷的手术方法就叫招风耳矫正术或招风耳整形术。

7. 下颌角缩小整形术

下颌角缩小整形术是通过手术截骨、磨骨、咬肌切除等方式对肥大的下颌角进行矫正。它是一种面部轮廓改造手术,将方形脸或梯形脸改造成椭圆形脸。该手术技术难度高,风险和创伤大,并发症发生率相对较高,是国家卫生和计划生育委员会医疗美容项目分级中的四级项目。

8. 颧骨整形术

颧骨整形是指用外科手段对颧骨进行整形,以达到整复畸形或改善面容的目的。颧骨整形又分为颧骨缩小整形和颧骨增高术。中国人多以低颧骨为美,所以颧骨缩小整形多见;西方人则以颧骨增高为美。

9. 面部除皱术

面部除皱术又称为面部提紧术,是将面部松弛的皮肤向后、向上提紧,切除多余的皮肤,同时将面部深部筋膜层也拉紧,切口多选在发际内、耳旁或耳后隐蔽处,术后效果通常十分显著。

(二)减肥美体手术

肥胖不仅显著影响人的形体美,更可能导致多种疾病,塑造理想的体形是众多肥胖者的追求。当仅通过节食和运动都很难达到理想的身材时,可以选择通过手术来减肥美体,方法有胃捆扎或肠切除术、脂肪抽吸术等。

1. 胃捆扎或肠切除术

很多肥胖患者都认为自己的消化吸收功能过于发达,常有"喝凉水都会发胖"之感。部分肥胖者选择借助外科手术切除部分小肠或做胃隔间,来减少营养的吸收。这样虽可减少食物的吸收,而达到减重的目的,但对身体健康的破坏力却大得惊人。做过手术后,患者必须改变以往的饮食习惯,常常不能适应食量锐减,甚至连喝水都会拉肚子。切除部分小肠的后遗症更多,不仅容易造成肝功能减退,皮肤弹性变差,容易腹泻,更会使电解质发生紊乱,影响神经传导系统的功能,严重时还可能导致心力衰竭而危及生命。如果肠蠕动减弱,还会形成腹胀。过短的小肠会增加和大肠的接触面积,导致细菌感染。

2. 脂肪抽吸术

脂肪抽吸术是利用负压吸引和(或)超声波、高频电磁场等物理化学手段,通过较小的皮肤切口或穿刺,将预处理的人体局部沉积的皮下脂肪祛除,以改善形体的一种外科手术,是一项常规美容外科手术,适用于身体各部位堆积脂肪的消除,通常又被称为体形雕塑。随着现代医学技术的发展,出现了许多新的吸脂方法,如超声吸脂、共振吸脂、激光吸脂等,都在一定程度上提高了吸脂效率,不过技术上都有待提高,相对而言,传统使用的负压吸脂方法仍是最简单成熟的吸脂方式。

一般说来,局部脂肪堆积或以局部脂肪堆积为主的轻、中度肥胖为最佳适应证。周身弥漫性单纯性肥胖有弯腰、下蹲、步行等障碍者,也可经此手术得到改善,并部分改变其外形。伴有腹壁皮肤松弛者,同时行皮肤脂肪切除术效果更佳。行脂肪抽吸术的受术者,应皮肤弹性良好,术后皮肤方可自行回缩。为此,对于受术者年龄应加以选择,脂肪抽吸术特别适合于皮肤弹性好的人。此外,对受术者的心理因素也应有所选择,对于抽吸术的疗效持有不切实际的幻想者应慎重施行此手术。

脂肪抽吸术的效果虽然显著,但是手术过程只是整个治疗的一小部分,术后护理对保障安全和手术效果同样具有非常重要的作用。术后护理注意事项如下。

(1) 避免进食刺激性食物,如辣椒等。

(2) 保证手术部位清洁,防止感染。如果伤口上有血痂或分泌物,可用无菌生理盐水纱布擦拭。

(3) 吸脂手术的当日伤口会有些疼痛,但随着时间的推移会逐渐减轻。患者不要急于吃去痛片,因为此类药物会加重伤口出血。

(4) 术后应有安静舒适的环境休养。术后2周内不要看电视、报纸,卧床休息时最好取半卧位(把枕头垫高),以免眼睛过度疲劳或头部位置过低而加重伤口肿胀。

(5) 吸脂手术后可对局部伤口加压包扎或用冰袋冷敷,但压力不宜大,以免损伤局部,吸脂手术后一旦发生出血不止和严重血肿,应及时到医院复诊。

(6) 术后7日之内尽量避免手术部位沾水。

(7) 严格遵守医生嘱咐服药及复诊。

(三) 隆胸手术

女性乳房是一种功能器官,以乳汁养育新的生命。女性乳房也是一种形体器官,是女性形体美最显著的标志。丰满而有弹性的乳房是女性妩媚的象征,是女性具有青春活力、爱和被爱自信的象征。对乳房美的追求,是人的天性之一,是人的本能特征。隆胸手术又称为隆乳术或丰胸术,是通过植入医用材料或移植自身脂肪组织,使乳房体积扩大、形态丰满匀称,改善女性体形、恢复女性特有的曲线美的一种手术。

1. 自体脂肪颗粒注射隆胸术

自体脂肪颗粒注射隆胸术是将身体上的多余脂肪细胞移植注射到胸部,脂肪细胞重新生长,与自身胸部组织融为一体,使乳房丰满有形。本质上是自身的脂肪细胞换了个地方生长,相当于乳房的二次发育。由于是自己的脂肪细胞移植,所以不存在排异反应,从根本上保障了手术的安全性。自体脂肪抽取部位多采用腰、腹、臀、大腿等脂肪较丰厚的部位,以大腿外侧最佳。

一般来说,自体脂肪颗粒注射隆胸术术后1~2周可消肿,可正常工作生活。由于注射移植的脂肪存在吸收的问题,在被吸收的脂肪中,70%~80%会在1个月之内吸收,20%~30%会在3个月内吸收,5%~10%会在6个月内吸收,之后吸收的就微乎其微了。所以注射 6~12 个月后可呈现出最终效果。当需要注射较大剂量的脂肪颗粒时,如隆胸术,则要多次注射,疗程会较长。

2. 硅凝胶乳房假体隆胸术

硅凝胶乳房假体是一种有机硅化合物聚合体。自从 20 世纪 60 年代中期国外应用硅凝胶乳房假体植入行隆胸术以来,至今已有近 50 年,在我国已经有 30 多年的历史,数百万病例的临床经验证明硅凝胶乳房假体组织相容性好,几乎无排异反应,其副作用小,手感好,安全性高,是目前比较理想的植入隆胸术材料。常用的手术切口有腋窝切口、乳晕切口和乳房下皱襞切口。常用的乳房假体植入层次有胸大肌下、乳腺后及双平面(上半大部在胸大肌下,下半部分在乳腺后)。

一般硅凝胶乳房假体隆胸术术后一周即可恢复工作。上臂活动较多的工作可能需要休息 2~3 周。术后取半卧位,并限制上臂活动 10~14 日,以防止假体移位。拆线后穿紧身衣,佩戴定型文胸以防止假体变形,术后 1 个月内禁止做剧烈运动。根据医嘱,坚持做乳房按摩,可预防包膜挛缩。

二、术后创伤愈合与营养

(一) 术后创伤修复与营养的关系

任何创伤修复与生长、再生有关联的复杂的病理生理过程,都是一个复杂而有序的过程,它包括一系列的生化、生理和形态上的变化。机体的营养物质是影响创伤愈合的重要因素,修复过程中的某些关键步骤也受代谢和患者营养状况的影响。

(二) 术后创伤愈合的基本过程

1. 炎症反应阶段

炎症在创伤后立刻发生,此时局部血管的通透性升高、血管扩张,导致正常血管腔内的液体、蛋白质及酶经血管渗入细胞外间隙引起局部组织充血、水肿,血液中的中性粒细胞、单核细胞、淋巴细胞等穿过血管壁到达创伤区,清除损伤组织的损伤因素和坏死组织,同时奠定组织再生和修复的基础。炎症是创伤愈合的重要阶段,当炎症反应得到抑制,则会导致创口愈合不良或延迟愈合。

2. 组织增生阶段

当组织受损时机体必须通过细胞的增生、分化和细胞外基质的形成来完成修复过程。一系列细胞的协同作用下,形成由成纤维细胞、新生的毛细血管及一定数量的炎性细胞等组成的肉芽组织。创口边缘的表皮基底细胞增生,并向伤口中心前进,在肉芽组织表面形成一层单层上皮。单层上皮增生分化成为鳞状上皮。因此健康的肉芽组织对于表皮的再生具有非常重要的意义,其为表皮的再生提供养分与生长因子。如果肉芽组织未能及时充满伤口,并形成瘢痕,则上皮的再生将延迟,导致创口不能及时愈合。

3. 组织重建阶段

创伤初期愈合以后,肉芽组织开始向瘢痕组织转化,但是新形成的瘢痕组织内组织结构和质量并不一定适应生理功能的需要。因此,在机体状况好转的情况下,生理活动的恢复会促使瘢痕组织结构和质量上的转化。在临床上表现为创伤后数月内瘢痕增生,但随着时间的推移,瘢痕增生逐渐减轻,这反映了组织重建的过程。

(三) 美容外科手术后患者营养缺乏的常见原因

(1) 饮食中营养素摄入不足:创伤、腹痛不适等原因可引起患者进食减少,或有一些手术后医嘱不允许进食。

(2) 营养物质吸收障碍:胃肠的炎症性疾病,以及某些胃肠道手术后的小胃综合征、短肠综合征等。

(3) 营养需求量的增加:患者术后处于应激状态,可引起患者机体内分泌代谢的改变,造成机体营养物质的高消耗率及对营养物质的需求量增加。

(4) 营养素的丢失增加:手术中的出血、术后机体发热、蛋白质渗出、代谢功能紊乱及术后排出体外的引流物均可以造成营养素丢失增加。

(四) 术后创伤愈合过程中的营养需要

美容外科手术后患者的能量消耗较大,营养的需求量有所增加,为了促进创口的愈合与机体的恢复,营养支持治疗是整个治疗过程中比较重要的一个环节。术后的创口愈合也是一个必须有多种营养素补充才能完成的复杂过程。

(1) 热量:热量的需要量是基础代谢、体力活动和食物特殊动力作用的总和。手术对于机体是一种消耗,热量供给必须充足,充足的热量可减少组织的消耗,有利于组织的恢复。一般中等身高、体重,住院准备手术的患者,体力活动减少,若仅仅起来坐在床边活动,则仅需增加基础代谢的 10% 左右;若能起床活动,则增加基础代谢的 20%~25%;若安静卧床发热的患者,则体温每升高 1℃,增加基础代谢的 13%;若有明显消瘦的患者,应按其理想体重计算。若术后无并发症,热量需要应略高于术前,约增高 10%;若有腹膜炎等并发症时,则需增加 20%~25%。

(2) 蛋白质:蛋白质在细胞和生物体的生命活动过程中起着十分重要的作用。其不仅是维持正常组织生长、更新和修复的必需材料,同时更是保持血浆渗透压和维持人体正常代谢的重要物质。手术后患者常出现蛋白质呈负氮平衡,故蛋白质需求量明显增加。

美容外科手术患者蛋白质营养不良将有以下几点明显的影响。

①蛋白质缺乏的患者,往往血红蛋白和血浆蛋白含量降低,术前即处于最低的循环血容量,以维持血红蛋白和血浆蛋白接近正常水平。若经受手术和麻醉,由于失血或血流动力学的改变,使有效循环血量降低,而原已处于最低水平的患者,代偿能力小,轻度变化即可出现低血容量性休克。

②蛋白质缺乏,血浆白蛋白降低,血浆渗透压也随之降低。易出现细胞间水肿,术后易出现切口处水肿,妨碍愈合。

③免疫功能减退,网状内皮细胞有萎缩现象,抗体的形成也有缺陷,因而易发生感染,感染后,控制也较困难。

④伤口愈合迟缓。营养良好的患者,术后机体处于负氮平衡期后才开始伤口愈合,而蛋白质缺乏的患者,伤口愈合推迟。若组织水肿,容易感染,形成长期不愈合的伤口。

⑤肝功能障碍。肝脏是体内物质代谢最活跃的器官,又是外源性或内源性毒物解毒及激素灭活的场所。蛋白质营养不良的患者,由于动用体内脂肪,肝脏易出现脂肪浸润,影响肝脏功能。若经受手术,在麻醉及机体处于高度消耗时,都需要肝脏充分发挥其作用。这样势必加重肝脏功能的障碍和不利于患者对手术的耐受。

目前临床上,对于蛋白质的来源,除有食物蛋白质外,尚有水解蛋白注射液,以及注射用氨基酸,对于消化功能不好或不能进食的患者,可根据情况选择后两者,对于能进食者,仍优先选择前者,因食物是更为可口和价格低廉的蛋白质来源。随着我国食品科学的不断发展,新食品将不断涌现,如提纯并发泡的黄豆蛋白(富含赖氨酸并易消化),添加色氨酸的胶原蛋白也可能问市,这些可根据情况,适当选择。

(3) 碳水化合物(糖类):供给热量最经济、最有效的物质,并且体内某些组织主要利用糖类作为热量来源,如血红细胞、骨髓、周围神经和肾上腺髓质,以及为创伤愈合所必需的成纤维细胞和吞噬细胞也利用葡萄糖作为主要热量来源,故糖类的热量应占总热量的60%~70%。在第二次世界大战中研究观察到正常健康人(70 kg 体重者)每日摄入糖类少于 900 kcal(约 3766 kJ),则从膳食中摄入的蛋白质也一起作为燃料被消耗掉,故健康人或外科患者都应摄入充足的糖类。术前若获得充足的糖类,还有保护肝脏的作用,有利于患者对手术的耐受。术后若获得充足的糖类,一方面糖类最易被消化吸收,对术后的消化功能欠佳者尤为适宜;另一方面,如前所述,在体内糖类有节省蛋白质的作用,有利于机体转入正氮平衡和康复。

(4) 脂肪:脂肪是机体热量丰富的来源,也是必需脂肪酸的来源,脂肪较糖类难以消化吸收。由于脂溶性维生素 A、维生素 D、维生素 E、维生素 K 等需随脂肪一起才能被吸收,并且适量的脂肪可改善食物的风味,故膳食中应含有一定量的脂肪,以占总热量的 20%~30%为宜。对于肠胃功能不好的外科患者,摄入量应降低。也应考虑到必需脂肪酸的需要(特别是长时间依靠完全肠外营养的患者)。在脂肪的品种上,应选择中链甘油三酯,而不应选择长链甘油三酯。因前者较后者易于消化与吸收,可直接进入肝门静脉(无需经乳糜管、淋巴管系统)至肝脏,也易于氧化。

(5) 维生素:维生素并不是能源物质,但它是维持正常生理功能所必需的营养素,其主要作用是调节物质代谢。维生素与创伤、烧伤及手术后愈合和康复有密切关系,随着科学技术的发展,示踪元素应用于生化领域的研究,分析技术精确性的提高以及电子显微镜对细胞和组织超微结构的观察研究,已经深入阐明了维生素在体内多方面的作用。由于创伤后机体处于应激状态并代谢旺盛。因此,维生素的供应量应有所增加。

维生素分为水溶性与脂溶性两种。水溶性维生素如维生素 B_1、维生素 B_2、维生素 B_6、维生素 B_{12}、叶酸、泛酸、维生素 C 等。脂溶性维生素如维生素 A、维生素 D、维生素 E、维生素 K 等。

维生素 A 在伤口的愈合炎症期有积极的作用,能促进组织新生,加速伤口愈合。

维生素 C 是中性粒细胞产生过氧化物杀灭细菌所必需的,也有利于巨噬细胞吞噬和游走。维生素 C 是形成结缔组织的重要物质,可促进成纤维细胞、成骨细胞的生长及胶原的交联,提高伤口强度,因此外科患者维生素 C 每天供给量应达到 100～200 mg。对于创伤较大的美容手术,如面部削磨术、面型改造术及大面积抽脂术等也应补充大量维生素 C,以防止术后的色素沉着。

维生素 E 可以减少机体对氧的需求量及防止瘢痕的产生。瘢痕形成过程中,如果大量供给维生素 E,机体组织对氧气需求显著降低,创伤处的细胞可以避免死亡,这样瘢痕不会处于坚硬状态。如果瘢痕已经形成,维生素 E 会在创伤处形成大量的毛细血管,使新生的组织逐渐替换瘢痕组织。

维生素 K 具有促进凝血的作用。一些特殊体质者或手术前后必须有效补充。

一般认为,对手术前已有缺乏的患者,术前即应充足地补充。对于本来营养状况良好的患者,术后,脂溶性维生素的供给无须超过正常需要量太多。水溶性维生素则以 2～3 倍于正常需要量来供给较为合适。脂溶性维生素,鉴于补给过多易出现毒性作用,并且脂溶性维生素可在肝脏中储存。因此,对于营养状况良好的患者,术后一般应进行额外补充,对骨折患者可考虑适当补充维生素 D,都应适当补充维生素 K。

(6) 无机盐及微量元素:无机盐及微量元素是维持正常生理功能和代谢不可缺少的营养素。手术后由于渗出物流失等原因往往出现钠、钾、镁等无机盐的丢失或失调,随着尿氮的丢失,铁、钾、镁、锌、硫及磷的排出也都增加,排出量及持续时间的长短,随创伤严重程度而异,术后及康复期皆当注意适当补充,严重时可以予以静脉给予。除前已述及者外,尚应特别注意钾,因为缺钾常见于慢性消耗性疾病、营养不良、长期负氮平衡、胃肠液丢失的患者。若术前即有以上情况,术后康复阶段,要使氮作为肌肉蛋白储存时,需要饮食中既富含蛋白质又富含钾。

(7) 水:水是维持机体内环境稳定的重要物质。人体只能耐受短时间的失水状态。缺水 3～4 天即可出现严重脱水,当脱水超过体内总水分的 40％时就不能维持生存。儿童对脱水更为敏感,在正常情况下,成人每天每千克体重需补水 35 mL,儿童为 50～60 mL,在一些特殊的情况下,水的需求量增加时应注意补充。

三、美容外科手术前的营养

美容外科手术受术者大多数术前营养状态良好,身体健康,但随着社会的发展,部分身体状况欠佳的受术者,仍强烈要求做美容外科手术,为了减少术后并发症的发生和取得更好的手术效果,术前应给予营养支持。

(一) 饮食营养目的

供给充足合理的营养,增强机体免疫功能,使其更好地耐受麻醉及手术创伤。

(二) 饮食营养原则

美容外科手术受术者年龄分布范围较广,从小儿到老人都有,但以中青年居多。大多数受术者身体条件良好,没有严重的器质性病变,美容外科手术部位多位于体表,深部手术较少,一般不影响术前术后进食。对于较小的美容外科手术受术者,如重睑术、内眦开大术、隆鼻术、酒窝成形术、眼袋整形术等小手术,一般术前不给予特殊的营养素。对于中等以上手术,如巨乳缩小整形术、腹壁成形术、面型改造术、全面部除皱术及大面积脂肪抽吸术等手术的受术者,因术中失血和蛋白质丢失及术后分解代谢增加,机体很容易出现营养缺乏。因此在术前改善机体营养状况和储存营养是关系到患者康复的一个重要环节。应按以下原则提供营养饮食。

(1) 手术前若无特别的禁忌证,为保证受术者术后伤口愈合良好,减少术后并发症,应尽可能补充各种必需营养素,采用高热量、高蛋白质、高维生素的饮食,以增加全身和各器官的营养。如果饮食中缺乏蛋白质,就会引起营养不良性水肿,对术后伤口愈合及病情恢复不利。维生素 C 可降低毛细血管的通透性,减少出血,促进组织再生及伤口愈合。维生素 K 主要参与凝血过程,可减少术中及术后出血。B 族维生素缺乏时,会引起代谢障碍,伤口愈合和耐受力均受到影响。维生素 A 可促进组织再生,加速伤口愈合。每天给予总热量 8400~10500 kJ,饮食中脂肪含量不可过多,蛋白质含量可占 20%,蛋白质中 50% 应为优质蛋白质,脂肪占 15%,糖类占 65%。

(2) 饮食中供给充足的易消化的糖类,使肝中储存大量肝糖原,以维持血糖浓度,使之可及时供给足够的热量,还可以保护肝细胞免受麻醉剂的损害。此外,糖类还可增强机体抵抗力,增加热量。增添饮食中的各种维生素含量,不仅应保证每天正常需求量,同时要使体内有所储存。在手术前 7~10 天,建议每天应摄取维生素 C 100 mg,维生素 B_1 5 mg,维生素 B_6 5 mg,胡萝卜素 3 mg,如有出血或凝血机制障碍时应补充维生素 K 15 mg。

(3) 应保证体内有充足的水分,防止受术者出现脱水。心肾功能良好者,每天可摄取水 2~3 L,手术前对于过度肥胖、循环功能低下的受术者,应采取脱水措施,即在手术前 1~3 天的饮食中限制食盐的摄入,或在术前 5~6 天采用 1~2 天的半饥饿饮食方法。

(4) 根据手术部位的不同,手术前应采取不同的饮食准备:①腹部或会阴部美容外科手术的受术者,手术前 3 天应停用普通饮食,改为少渣半流质饮食(避免食用易胀气及富含纤维素的食物),手术前 1 天改为流质饮食,手术前 1 天晚上禁食。②其他部位的美容外科手术受术者一般不限制饮食,但须在术前 12 h 禁食、4 h 禁水,以防止麻醉或手术过程中因食物反流造成肺部感染、吸入性肺炎,甚至堵塞气道造成窒息。

(5) 糖尿病患者一般不建议做美容外科手术,强烈要求且病情较轻者接受手术时,在手术前要做出术前评估,饮食按糖尿病饮食原则处置,药物治疗要做出相应计划,尽可能地把血糖控制在正常的水平或者接近正常的水平。预防术后感染及并发症的发生,以保证美容外科手术的手术效果。

(6) 营养不良的人一般不建议做美容外科手术,营养不良的患者常常存在低蛋白血症,部分患者还伴有贫血。因此耐受失血性休克的能力较差,低蛋白血症还可以引起组织水肿，影响愈合。同时，营养不良的患者，机体抵抗力较差，术后容易有感染的发生。因此遇到此类患者应尽力在术前予以纠正营养不良状况。可以采用血浆蛋白测定的方式，如果血浆蛋白测定值在 30～35 g/L，可以采用富含蛋白质的饮食；如果血浆蛋白的测定值低于 30 g/L，则需要通过静脉输入血浆或人体蛋白制剂才能在较短的时间内予以纠正。贫血者可以给予药物治疗或食用铁含量高的食物，如动物肝脏、肉类、鱼类、绿色海藻、黑木耳、海带、芝麻酱等，并补充其他的微量元素，如硒和锌等。对于重症贫血患者可以考虑推迟手术时间或输血纠正贫血后再进行美容外科手术。

四、美容外科手术后的饮食营养

无论是何种手术，包括美容外科手术，尽管手术操作很完善、顺利，对机体组织都会造成一定程度的损伤，其损伤的程度可因手术的大小、手术部位的深浅及患者的身体素质的不同而有所不同。一般手术都可能有失血、发热、代谢功能紊乱、消化吸收能力减低、食欲减退以及咀嚼困难、大便秘结等情况发生，有些大的美容外科手术后的患者还可能有严重的并发症，如可出现肠麻痹、少尿、肾功能障碍、蛋白质分解代谢亢进、蛋白质丧失过多(可因失血等造成蛋白质丢失)导致负氮平衡。大手术后肝功能较差，水、电解质紊乱等，都会影响伤口愈合。为此，必须制订合理的饮食，保证手术患者的营养，帮助其机体恢复。

由于美容外科手术一般创伤不大，如果手术后无高代谢状态及并发症的发生，用葡萄糖盐水溶液静脉补给就可以达到较好的效果，一般可维持数天，不至于发生明显的营养不良。较大的美容外科手术受术者若其体重已丧失 10%，就需要确定营养素的需要量，应给予明确有效的营养支持，以保证其顺利康复。对一些特殊的美容性手术，如脂肪抽吸减肥的手术受术者，因为美容的目的本身就是体形雕塑和减轻体重，故其术后的营养供给量应适当减少，尤其须限制脂肪和糖类的供给，才能较好地巩固手术效果。

(一) 饮食目的

保护手术器官，提供充足的、合理的营养补充，增强术后患者的免疫功能，促进伤口的愈合及机体功能的恢复。

(二) 饮食原则

美容外科手术患者术后必须保证营养的摄入充足、合理。原则上是高热量、高蛋白质、高维生素，通过各种途径供给。饮食一般多从流质开始，逐步改为半流质、软饭或普通饭，最好采用少量多餐的供给方式增加营养摄入。总之必须结合手术的部位和病情来合理调节饮食。

1. 能量

手术后能量的供给应满足基础代谢、活动及应激因素等能量消耗，其需要量可按下式计算：首先按 Harris-Benedict 公式计算出基础能量消耗(basal energy expenditure, BEE)。

$$BEE(kcal) = 66.5 + 13.7 \times W + 5.0 \times H - 6.8 \times A$$

或 $$BEE(kcal)=665.1+9.5×6W+1.85H-4.6×A$$
式中：W——体重(kg)；H——身高(cm)；A——年龄(岁)。
$$所需能量(维持体重,kcal)=BEE×活动系数×应激系数$$
式中：活动系数——卧床为1.2,轻度劳动为1.3；应激系数——外科小手术为1.0～1.1,大手术为1.2～1.3。

上述公式计算所得能量可维持体重,如果需要恢复体重,需按下式计算。
$$能量(获得体重,kcal)=维持体重的能量(kcal)+1000 (kcal)$$
另外,简易估计能量需要的方法为以每千克体重计,每天基本需要量为25 kcal。

2. 蛋白质

为了及时纠正术后患者体内的负氮平衡,促进机体代谢,蛋白质的供给量应适当提高,一般要求1.5～2.0 g/(kg·d),当蛋白质供给量提高而能量未相应提高时,可使蛋白质利用不完全,因此要求能量和蛋白质比值达到150 kcal/g。

3. 脂肪

一般占总能量的20%～30%,但对脂肪抽吸减肥的求美者要限制脂肪的摄入量。

4. 维生素

对中等大小的美容手术,如果求美者术前营养状况良好,术后脂溶性维生素供给无须太多,水溶性维生素在术后丧失较多,故应提高供应量。每天应提供维生素 B_1 20～40 mg、维生素 B_2 20～40 mg、维生素 B_{12} 0.5 mg；维生素C是合成胶原蛋白的原料,为伤口愈合所必需,且维生素C可以减少皮肤色素沉着,面部磨削手术的受术者,可经静脉给予大量维生素C,为3～5 g/d；脂肪移植手术、面部除皱手术或隆乳术后可适量补充维生素E,一般口服给予。

5. 矿物质

较大的美容外科手术可能会造成矿物质的排出量增加,术后及康复期应注意适当补充,特别应注意钾、锌和硒等元素的补充。

(三)营养途径的选择

营养途径分为经口营养、管饲营养、肠外营养。因为美容外科手术一般不涉及胃肠道(个别手术除外),特别是局麻手术,所以术后可进水。根据营养的供给原则,应尽可能地采取简单的方式。凡能接受肠内营养者,尽量避免肠外营养。肠内营养经济而安全,是患者自己进食时最简单和最经济安全的方式,故对美容外科手术受术者经口营养是首选途径。手术后的饮食应根据手术的大小和手术部位、麻醉方法及患者对麻醉的反应来决定开始进食的时间。如小手术(局麻)一般很少引起全身反应者,术后即可进食。在大手术或全身麻醉后,可有短时间的食欲减退及消化功能的暂时性降低,需给予一段时间的静脉营养以弥补暂时性的营养不足,随着食欲和消化功能的恢复,可逐步改用普通饮食。美容外科手术多不涉及腹部或胃肠道,可视手术大小、麻醉方法和患者的反应来决定饮食的时间。

(1)面部中下部位(包括口腔内切口的手术)或上颈部的整形美容手术。术后须进食流质或半流质饮食3～5天,如进食和饮水量不足,可进行静脉输液补充,以保证身体有足够的液体、蛋白质、维生素、糖类和无机盐等。

(2) 会阴部和涉及肛门的整形手术。术后需禁食 3~5 天或更长时间,恢复饮食后采用清流质、流质、少渣半流质饮食,有一个逐渐过渡的过程。饮食中应限制富含粗纤维素的食物,以减少大便次数,保护伤口免受污染,减少感染的发生。

(3) 对手术较大、范围较广的整形美容外科手术或涉及腹部胃肠道的手术,全身反应较明显,需禁食 2 天或肛门排气后方可进食,其间可静脉给予营养物质和水,然后逐渐恢复饮食。

(4) 其他部位的美容手术。无麻醉、饮食禁忌者可按正常饮食,如重睑术、眉部整形术、隆鼻术、隆乳术、局麻下的小范围的除皱术和单个部位脂肪抽吸等手术,术后即可进食。

(四) 术后适宜选择的食物

(1) 含蛋白质的食物:食物中的蛋白质可分为植物性与动物性蛋白。含有较多动物性蛋白的食物包括牲畜的奶,如牛奶等;畜肉,如牛羊猪肉;禽肉,如鸡鸭鹅肉;蛋类,如鸡蛋、鸭蛋、鹌鹑蛋等;水产品,如鱼虾蟹等。植物性蛋白主要来源于大豆类食品,如黄豆、青豆和黑豆等,其中黄豆的营养价值最高。此外芝麻、瓜子、核桃、杏仁、松子等干果类的蛋白质含量也较高。

(2) 含维生素的食物:维生素 A 是脂溶性维生素,主要储存在肝脏中。以视黄醇形式存在的维生素 A 其最好的来源是各种动物的内脏、鱼肝油、鱼卵、全奶、禽蛋等。以 β-胡萝卜素形式存在的维生素 A 其良好的来源是深色的蔬菜和水果,如菠菜、空心菜、南瓜、胡萝卜、马铃薯、豌豆、红心红薯等蔬菜中,以及芒果、杏子、柿子等水果中。

维生素 B_1 一些是来自谷类的谷皮和胚芽、豆类、硬果和干酵母,另一些来源于动物的内脏、瘦肉、蛋黄。美容外科手术的患者术前和术后要多吃全麦粉和粗粮,以补充维生素 B_1。另外由于酒精、咖啡会对其产生破坏作用,所以术后要禁酒及咖啡。

维生素 C 在体内不能合成,主要是从新鲜的蔬菜和水果中获得。由于维生素 C 在体内不能累积,所以每天都需要保证维生素 C 的摄入。一般来说酸味较重的水果和新鲜菜叶内含维生素 C 较多。如猕猴桃、酸枣、山楂、草莓、荔枝、苦瓜、白菜、菠菜、芹菜、萝卜、豌豆、黄瓜、番茄等。由于维生素 C 不耐高温,温度达到 70 ℃ 就会遭到破坏,因此水果、蔬菜生吃比熟食时维生素 C 摄入量要高。

维生素 E 含量丰富的食品有小麦胚芽油、葵花籽油、葵花籽、玉米油、大豆油、芝麻油、杏仁、松子、花生酱、芦笋、菠菜、禽蛋类、黄油等。

(3) 含碳水化合物的食物:简单碳水化合物主要来源于糖、糖浆,或含有蔗糖、葡萄糖、果糖的水果。复合类的碳水化合物主要来自米饭、面包、马铃薯、意大利面等。

(4) 含脂肪的食物:饱和脂肪酸存在于畜产品中,如黄油、奶酪、全脂奶、奶油和肥肉中。多不饱和脂肪酸存在于橄榄油、葵花籽油、玉米油、大豆油等中。

(5) 含矿物质的食物:含锌的食物有虾皮、紫菜、猪肝、芝麻、黄豆、带鱼、木耳、海带、蘑菇、坚果、花生等。

含铁的食物有动物肝脏、蛋黄,瘦肉类为首选,其他还有绿叶蔬菜、水果、干果、海带、木耳、红糖等。

含钙的食物有肉松、虾皮、牛奶、豆制品等。

(五) 忌用食物

(1) 辛辣刺激性的食物和调味品,如酒、葱、韭菜、大蒜、辣椒、芥末、咖喱等。
(2) 虾蟹、海鲜发物、油煎炸食品。

(六) 美容外科手术后的食疗两例

1. 海带炖黄豆

海带 300 g,黄豆 100 g,葱 10 g,姜 10 g,盐约 5 g。海带顺向切成 4 cm 长的段,黄豆清洗干净,在温水中浸泡约 3 h,葱姜等调料爆锅后,将海带与黄豆一同下锅,加水后采用小火炖煮 20 min 即可出锅。此膳食含有丰富的膳食纤维和蛋白质,具有补充蛋白质和通便利湿的功效。

2. 冬瓜牛腩滋补汤

冬瓜 200 g,牛腩 300 g,当归、党参、枸杞、黄芪、葱姜、盐、味精少许。

牛腩切成小块,在沸水里焯一下后捞出,用温水冲去牛腩表层的血沫后备用。冬瓜清洗切块后待用。锅内放入适量的水,将牛腩与葱姜和各种药材放入水中。采用小火煲 3～4 h 后,将切块的冬瓜放入煮好的牛腩汤内,加少许食盐,在煲 10 min 后调味即可。此膳食具有补血益气、强筋健骨、促进伤口愈合的功效。

第二节　美容手术后预防瘢痕形成及色素沉着的营养膳食

在有创的美容手术中,除了正确规范的手术操作和紧密的缝合外,能否有效地预防手术创口瘢痕的产生及色素沉着,是影响手术是否能够取得最佳美容效果的关键因素。试想即使手术过程再顺利,但愈合后存在瘢痕或者色素沉着的现象,患者也不会满意手术的效果,甚至可能导致手术最终失败。有创美容术后的营养饮食对于瘢痕的形成及色素沉着有着直接的影响。因此在有创的美容手术后,医护人员如何为受术者提供正确的营养饮食方案,最大限度地减少瘢痕及色素沉着的产生,是一项十分重要的课题,也关系到能否收到最佳的美容手术效果。

一、瘢痕的形成

事实上,瘢痕是机体的一种自我防御和自我修复机制,是机体创伤修复的必然结果,它的生理学意义是通过组织修复阻止外伤对机体的进一步侵害,所以对身体是有利的,但是瘢痕长在脸上将十分有碍容颜,或者瘢痕过度增生可能会造成身体活动障碍等,这是美容外科手术后受术者所不能接受的。因此如何防止各种病理性瘢痕的形成,是美容外科临床治疗的重点,同时也是基础科研中的一个重点课题。

在解析瘢痕之前,先需要了解皮肤的基本结构,皮肤由外面的表皮层和下面的真皮层构成,表皮层是由5层结构(角质层、透明层、颗粒层、有棘层、基底层)由外到内依次堆叠而成,其中基底层的细胞具有再分裂功能,所以只要不伤及真皮层,皮肤表面是不会留下痕迹的。真皮中则分布着各种结缔组织细胞和大量的胶原纤维、弹性纤维,使皮肤既有弹性,又有韧性,其中还有神经末梢、血管、淋巴管、肌肉及皮肤的附属器的分布,这里是皮肤老化、皱纹形成及损伤修复瘢痕增生的基础。

当创伤损及真皮层,最直观的感觉是出血和疼痛,这时首先创口处血浆、淋巴液、免疫细胞、吞噬细胞等渗出,通过吞噬、移除、吸收等作用和辅助受损细胞释放的酶所引起的自溶过程,清除坏死组织和沾染的细菌、异物等,并由纤维素形成的网状结构将创口的表层和深层初步黏合在一起。炎性渗出之后,逐渐出现成纤维细胞和毛细血管内皮细胞的增殖,瘢痕修复成纤维细胞在甘氨酸、羟脯氨酸、羟赖氨酸等物质的参与下逐级聚合形成胶原纤维,胶原纤维有高度的韧性,使创口的抗张力强度增加。此后虽然胶原纤维不断合成,但同时又在胶原酶的作用下,不停地被分解,大约经1个月后,合成代谢与分解代谢渐趋平衡,成纤维细胞转变为纤维细胞,胶原纤维逐渐成为排列整齐有序的束状,毛细血管闭塞,数量减少,皮肤瘢痕开始发生退行性变化,这便是瘢痕形成的组织学详细变化。

所以当皮肤出现伴随疼痛和出血的创口时,就不可避免地会形成瘢痕,但是最终形成的瘢痕却各不相同。大多数情况下,创伤愈合瘢痕形成后,不出现瘢痕的增生或仅有轻微的瘢痕增生后立即减退,成熟静止,几乎难以察觉,呈现为生理性瘢痕。有的外观上会有明显的隆起或凹陷,还伴随着色泽和软硬度的改变;还有的甚至会越长越大,甚至对机体的活动造成牵拉,这时称为病理性瘢痕。病理性瘢痕包括增生性瘢痕、瘢痕疙瘩和萎缩性瘢痕。造成这些结果的不同与个人体质、损伤的程度、处理措施及术后营养饮食有关。

二、影响瘢痕形成的因素

瘢痕的形成与转归受多方面因素的影响,其中有内在的全身因素和局部因素。

(1) 种族:瘢痕和瘢痕疙瘩在各种人种中均有发生,但是有色人种的发生概率较高。

(2) 年龄:胎儿的创伤愈合一般无瘢痕与瘢痕疙瘩发生。青年人创伤愈合后瘢痕与瘢痕疙瘩发生率较老人高,且同一部位的瘢痕与瘢痕疙瘩增生的厚度年轻人也较老年人厚。这与胎儿组织损伤修复过程中急性炎症反应不明显、成纤维细胞形成减少、胶原蛋白沉积不多、年轻人组织生长旺盛、受创伤后反应强烈、年轻人皮肤张力较老年人大等因素有关。

(3) 皮肤色素:皮肤色素与瘢痕疙瘩的发生有较为密切的关系。如人体瘢痕疙瘩经常发生在色素较集中的部位,而很少发生在色素含量较低的手掌或足底。

(4) 身体状况:如营养不良、贫血、维生素缺乏、微量元素平衡失调、糖尿病等全身因素,都不利于创口的愈合,会延长创口的愈合时间,容易造成瘢痕的发生。

(5) 个体因素:瘢痕疙瘩呈现家族性发生,同一个人在不同部位、不同时期发生的瘢痕均是瘢痕疙瘩,这说明瘢痕疙瘩的发生很可能和个体体质有关。

(6) 代谢状态:瘢痕和瘢痕疙瘩多发生于青少年和怀孕的妇女,这可能与其代谢旺盛、垂体功能状态好及雌激素、黑色素细胞刺激激素、甲状腺素等激素分泌旺盛有关系。

(7) 部位:机体任何深及皮肤网状层的损伤均可形成瘢痕。同一个个体的不同部位,瘢痕与瘢痕疙瘩的发生情况不同,有些部位在创伤后形成的瘢痕不明显,这些部位如手脚、眼睑、前额、外生殖器、背部下方等处。反之,有些部位在创伤后则发生瘢痕与瘢痕疙瘩的概率较高,如下颌、前胸、三角肌、背部上方、膝部、肘部、足背等处。这种现象的发生可能原因是与身体不同部位皮肤张力及活动量的多少等不同有关,如皮肤张力较大,活动较多的部位,创伤后发生瘢痕与瘢痕疙瘩的概率就较高。

(8) 皮肤张力线的影响:当切口或者创口与皮肤张力线平行时,创面愈合后的瘢痕较小,反之则瘢痕形成得较大。临床上设计手术切口的时候应尽量遵循此原则,并可根据此线方向做"Z"形成形术,改变瘢痕的张力,减少瘢痕的复发。

三、瘢痕对人体的影响

瘢痕对人的生理与心理方面都存在很大的影响。尤其对于接受美容外科手术的患者来说,不良瘢痕的产生会在心理方面严重影响人们的社会交往,打击患者的自信心,甚至在某种程度上可以决定一个人的命运,它会给瘢痕患者造成永久性的心理创伤。

(1) 影响人体的美观:对于一些头颈部的美容外科手术,即使很小的表浅瘢痕都会有碍人体的美观。当瘢痕严重时,会给患者造成严重的心理负担。

(2) 引起自觉症状:患者对于瘢痕组织可有不同程度的自觉症状,这些症状在增生性瘢痕与瘢痕疙瘩中最为明显,症状可能包括瘙痒、刺痛、灼痛、局部过敏等。有些患者甚至会有很明显的触痛。其原因可能与瘢痕组织中的组织胺、某些神经肽及其他一些介质含量增加,刺激游离神经末梢有关系。

(3) 导致功能障碍:如果瘢痕或者瘢痕疙瘩发生在肢体的关节附近,瘢痕的挛缩或者变硬可能影响到肢体的活动,导致关节运动障碍,如大面积的瘢痕可使皮肤丧失排汗功能。

(4) 产生自卑心理或心理扭曲:一些青少年由于正处在恋爱、学习、工作的关键时期,其心理波动较易受外界影响。一旦瘢痕产生,会受到别人的嘲笑、疏远,从而产生孤僻、自卑、抑郁倾向,可严重影响正常的工作、学习、生活。还有一些对于美观有较高要求的患者,在接受外科美容手术后,一旦产生瘢痕,影响其外形美观,手术效果达不到其预期,会对其心理造成严重影响,形成心理扭曲甚至心理变态。

四、营养膳食与预防瘢痕形成

(一) 补充营养素

(1) 蛋白质:当机体处于严重缺乏蛋白质的状态时,可使机体组织细胞再生不良或缓慢,常导致伤口组织的细胞生长障碍,肉芽组织形成不良,成纤维细胞无法成熟为纤维细胞,胶原纤维的合成减少。对于具有过敏体质的美容手术患者,补充蛋白质时要以优质的植物性蛋白质为主,尽量少食用或者不食用牛肉、羊肉、鸡肉、鱼虾蟹等异类蛋白质。这样可以尽量减少因机体的免疫反应所造成的病理性瘢痕。

(2) 维生素:为了预防美容手术后不良性瘢痕的形成,对于一些有特殊体质的受术者或者接受瘢痕治疗的患者,除了正常的饮食外,可以适当地根据医嘱补充维生素A、B族维生素、维生素C等。维生素C对创口愈合具有重要的作用,这是因为α-多肽链中的两个重要氨基酸——脯氨酸和赖氨酸,必须经过羟化酶羟化才能形成前胶原分子,而维生素C具有催化羟化酶的作用,因此如果缺乏维生素C时前胶原蛋白则难以形成,从而影响胶原纤维的形成。维生素A缺乏时,创面愈合缓慢,易发生应激性溃疡。B族维生素缺乏会造成代谢所需的辅酶减少。

(3) 微量元素:美容手术后的微量元素的摄入主要以食补为主,但对于具有特殊体质的患者可每天增加葡萄糖酸锌300 mg。锌是和创口愈合最密切的,也是被研究最多的微量元素。在正常愈合创口组织中局部锌的浓度要明显高于周围的正常组织。其作用机制虽然目前不完全明了,但可能与影响胶原蛋白的形成、影响炎症反应进程、影响创口收缩、抗感染作用、促使创面的创口细胞上皮化等方面有关。

(二) 宜用食物

(1) 豌豆:豌豆含有丰富的维生素A原,维生素A原可在体内转换成维生素A,起到润泽瘢痕皮肤的作用。

(2) 白萝卜:白萝卜含有丰富的维生素C,维生素C是抗氧化剂,能有效抑制黑色素的形成、阻止脂肪氧化及脂褐质的沉积,因此白萝卜可以使皮肤白净细腻,软化瘢痕。

(3) 胡萝卜:胡萝卜被誉为皮肤食品,能滋润肌肤,另外胡萝卜含有丰富的果胶物质,可以与汞结合,使人体内的毒素得以排出,使肌肤更加细腻红润,可以淡化瘢痕颜色。

(4) 甘薯:甘薯内含有大量的黏蛋白及维生素C,维生素A原含量接近胡萝卜中的含量。甘薯还有一个特点是它属于"生理碱性"食物,富含钾、钠等元素,而米、面、肉、蛋等都属"生理酸性"食物。因此,甘薯同这些食物共同食用,有助于保持人体的酸碱平衡。

(5) 蘑菇:蘑菇的营养丰富,维生素和蛋白质的含量较高,可以使女性的雌激素分泌旺盛,能预防衰老,使皮肤更加红润细腻,有光泽,可以淡化瘢痕。蘑菇里含有女人的"驻颜元素"——硒,硒可以促进皮肤新陈代谢和抗衰老,在预防皱纹方面效果更值得期待。菇类食物还含有丰富的B族维生素,有助于促进皮肤代谢,保持皮肤湿润光滑。另外,菇类食物所含的铁也十分充足,有利于血红蛋白的形成,让女性保持充足血气,对于创口恢复也起到一定作用。番茄、猕猴桃、柠檬,以及新鲜绿叶蔬菜中都含有大量的维生素C,也应尽量食用。

碱性食物可以预防不良瘢痕的产生,其中强碱性的食物有白菜、柿子、黄瓜、胡萝卜、菠菜、卷心菜、生菜、芋头、海带、柑橘类、无花果、西瓜、葡萄、板栗等;弱碱性食物有豆腐、豌豆、大豆、绿豆、竹笋、马铃薯、香菇、油菜、南瓜、芹菜、莲藕、洋葱、茄子、南瓜、牛奶、苹果、香蕉、樱桃等。

(6) 海带：海带是公认的促进伤口愈合、调节瘢痕形成的有益食品，因此美容手术后可经常食用海带，以减少瘢痕增生的发生。

(7) 水：水是最好的营养品，多饮水可以起到排毒的作用。美容手术后一定要充分保证每日足够的饮水量。

（三）推荐膳食

1. 海藻薏米粥

【配料】 海藻、昆布、甜杏仁各 9 g，薏苡仁 30 g。

【制作和用法】 将海藻、昆布、甜杏仁加水 750 mL，煎煮取汁 500 mL，用药汁将薏苡仁煮成粥。每日 1 次，可代替早餐食用。

【功效】 此膳食具有促进伤口愈合及调节瘢痕的作用。

2. 猪皮花生眉豆鸡爪汤

【配料】 猪皮 150 g，花生 50 g，眉豆 50 g，鸡爪 5 只。

【制作和用法】 花生、眉豆分别用清水洗净。猪皮洗净去毛，用沸水焯后切成细条。鸡爪洗净。将以上全部材料放入煲锅内，加适量清水，煮沸后改用小火接着煲煮 2 h，调味后即可食用。

【功效】 此膳食具有促进伤口愈合的作用。

（四）忌用食物

大量的临床资料已经证实，已经发生瘢痕异常增生的患者，在饮酒或吃辛辣食物后，瘢痕局部的红肿、刺痛会明显加重。因此对于美容外科手术患者应忌饮酒和忌吃辛辣食物。

在治疗期间要注意，不宜吃牛肉、羊肉、狗肉、海鲜等；不宜进食辣椒、洋葱、韭菜、生姜、生蒜、芥末等辛辣食物以及煎炸等燥热的食物；不宜饮酒和吸烟；水果类如榴莲、荔枝、芒果等增生性瘢痕、瘢痕疙瘩患者都不宜多吃。另外，创口愈合的时候会产生痒的感觉，用手挠抓、热水烫洗、衣服摩擦等方法止痒，会刺激局部毛细血管扩张、肉芽组织增生而形成瘢痕；如果吃含铅、汞的药物，会导致色素沉着。

五、营养膳食与预防色素沉着

手术后的创伤和留下的瘢痕往往会伴有色素沉着，出现的色素沉着会增加患者的新的烦恼，降低术后满意度，甚至影响患者的日常社会交往。如何避免这些色素沉着的产生，是美容医务工作者重要的研究课题。美容手术后在饮食营养及生活方面应注意以下问题。

（一）注意营养饮食

1. 少吃发物，补充充足的维生素

皮肤产生创口后，应避免大量的饮酒、抽烟，也应避免摄入如辣椒、羊肉、葱姜蒜、咖啡、咖喱等刺激性食物，这些因素会影响瘢痕的增生。可以多吃水果、绿叶蔬菜、鸡蛋、瘦猪肉、肉皮等富含维生素C、维生素E,以及人体必需氨基酸的食物,有利于皮肤尽快恢复正常,减少或避免创口的色素沉着。

如果由于特殊原因,不能从饮食中摄取足量的营养素,也可以通过营养药物进行补充。例如可以口服维生素C片和维生素E片,每日3次,每次100 mg,连续服用1～2个月,也可以减少色素沉着,促进创伤的恢复。

2. 避免服用含重金属的药物、食物及接触含重金属的化妆品

含有铅、汞、银等重金属的药物,食物,化妆品都会促使皮肤创口的色素沉着。因此为了防止色素沉着发生,当创口的痂皮脱落后露出下面红嫩的皮肤时,不能用任何化妆品去遮盖。如需保护可以采用维生素A、维生素D或维生素E丸液来涂抹患处,使创口得到滋润及软化。半个月以后才可以使用无重金属的无刺激性的化妆品。同时3个月内应尽量避免创口暴晒而加重色素沉着。

3. 减少含色素食物的摄入量

生活中经常遇到含有较多色素的食物,如咖啡、酱油、陈醋、花椒、浓茶、红酒等。经常服用此类食物也会加重创口的色素沉着。

4. 注意光敏性食物的摄入

在美容手术以后应当减少光敏性食物的摄入。所谓的光敏性食物,就是指那些容易引起植物性日光皮炎的食物。通常来说,光敏性食物被吸收后,其中所含的光敏性物质会随之进入皮肤,如果在这时照射强光,就会和日光发生反应,进而出现裸露部分皮肤红肿,出现斑疹,并伴有明显瘙痒、烧灼或刺痛感等症状。

常见光敏性食物有灰菜、雪菜、莴苣、茴香、苋菜、荠菜、芹菜、萝卜叶、菠菜、香菜、油麦菜、芥菜、无花果、柑橘、柠檬、芒果、菠萝等。除此之外,光敏性海鲜包括螺类、虾类、蟹类、蚌类等,它们都含有光敏物质,也需留意。

(二) 其他生活注意事项

色素沉着瘢痕主要是指瘢痕在形成的过程中由于黑素细胞分泌异常而出现深黑或浅白色,也就是色素沉着、色素脱失型瘢痕。当皮肤受到损伤时,致黑素细胞分泌异常,根据损伤情况及黑素细胞的分泌情况而形成了色素沉着或色素脱失。避免色素沉着瘢痕需注意以下方面。

(1) 要耐心等待创面痂皮自行脱落:受伤后的创面会渗出血液及组织液,和死亡、脱落后的细胞等,结成一层硬痂皮,刺激皮肤产生痒的感觉。如果这时忍不住自行揭去痂皮,会导致色素沉着瘢痕的发生率增加。如果将痂皮下的新生组织撕裂会造成永久性色素沉着斑。

(2) 受伤后避免阳光的直接暴晒:因为创面的新生皮肤稚嫩,角质层非常薄,防护阳光作用差,而阳光中的紫外线会增强皮肤黑素细胞的活性,使局部毛细血管扩张,应尽量避免形成瘢痕和色素沉着斑的可能。

(3) 防止感染,要正确、及时地处理好创面。感染会引起真皮下层组织的破坏,使表皮无法再生,肉芽组织增生填补缺损会形成瘢痕。为了防止感染,可以在创口上涂抹金霉素眼膏,每日 2 次,直至结痂。另外不要用碘酒消毒,以免引起色素沉着。

(三) 推荐膳食

1. 雪梨黄瓜粥

【配料】 大米 100 g,雪梨 1 个,黄瓜 1 根,山楂 5 个,精盐 2 g,生姜 10 g。

【制作和服法】 雪梨去皮及果核后洗净切块。黄瓜洗净切条。山楂洗净切块备用。锅内加入 1200 mL 冷水,将大米放入,先用大火烧开,再用小火熬煮成稀粥。稀粥烧沸后放入雪梨块、黄瓜条、山楂块及适量冰糖,拌匀。再次煮沸后,以食盐调味,即可食用。

【功效】 此膳食配方可以淡化面部雀斑,具有预防色素沉着的作用。

2. 柠檬冰糖汁

【配料】 柠檬 100 g,冰糖 50 g。

【制作和服法】 将柠檬榨汁,加冰糖调匀饮用。

【功效】 柠檬中含有丰富的维生素 C,可以使皮肤白嫩,防止面部色素沉着。

第三节　理化美容微创疗法与营养膳食

随着医疗美容的不断发展,传统的美容外科手术虽然可以取得良好的效果,但由于其需进行开刀手术,创伤较大、修养期较长等原因,很多人还是难以接受。近些年来理化美容微创疗法作为美容外科发展的延伸和补充,越来越得到广大爱美人士的青睐。理化美容微创疗法与普通的美容外科手术相比,其通过运用各种高科技手段达到良好美容效果的同时,不仅可以做到微创甚至无创,还具有对患者正常组织损伤小、肿胀出血轻微、炎症反应轻、并发症少及治疗时间短等优点。其治疗过程安全性高、恢复快、不影响正常工作及生活也是很多受术者选择的原因。与普通美容外科手术术后一样,患者在接受理化微创美容疗法后,也应加强营养与饮食的指导,为治疗后快速恢复并达到满意的治疗效果提供保障。

一、理化美容微创疗法的概述

理化美容微创疗法是应用现代高科技的治疗仪器与生物化学制剂等作用于皮肤或皮下组织,针对患者美容性的皮肤改善需求,使某些肌肤问题得以解决,从而达到美容治疗目的的一种医疗美容手段。近年来不论在医疗机构或者美容机构,很多理化美容微创疗法均已经广泛开展与应用,并取得了良好的口碑与效果。常见的理化美容微创疗法有激光换肤、光子嫩肤、等离子肌肤再生、射频除皱、超声波溶脂、中胚层疗法、化学剥脱等。理化美容微创疗法是现有美容护理方法中最安全、最健康,并且非常有效的一种。但是由于其创伤很小甚至没有创伤,受术者往往不将其视为一种医疗手段,在术后的护理与营养方面没有引起足够的重视,也因此造成了一些如色素沉着等影响医疗效果的问题。

(一)激光美容技术

激光第一个被应用的领域是医学,并得到了日新月异的发展,激光医学的发展大致经历了四个阶段。

(1) 基础理论研究阶段(20世纪60年代):激光医学的基本理论研究大部分完成于20世纪60年代。自第一台激光器问世后,被称为"激光医学奠基人"的Goldman L(著名皮肤病学专家)等就开始在皮肤上研究了激光与生物组织的相互作用;1961年有人将红宝石激光试用于对剥离的视网膜进行焊接;1963年,Goldman L开始将红宝石激光应用于良性皮肤损害并取得成功,开创了激光医学应用的先河。20世纪60年代中后期还相继研制出了氩离子(Ar^+)激光、低功率CO_2激光和钕玻璃激光,但临床应用不多。我国在激光器研究的初期走在了世界前列,1961年长春光机所研制了我国的首台红宝石激光器,1965年北京同仁医院开始了红宝石激光视网膜凝固的动物实验。

(2) 临床试用阶段(20世纪70年代):1970年Goldman L等人首次用连续CO_2激光治疗基底细胞癌和皮肤血管瘤,由于连续地提供有效的激光功率和能量密度,克服了早期脉冲激光功率低、效率低的缺点,从而掀起了国内外首次激光医疗热潮,连续CO_2激光被广泛地用于外科、皮肤科、五官科、妇科、理疗科、针灸科和肿瘤科等,并取得了较满意的效果。20世纪70年代应用于皮肤美容的连续激光还有Ar^+、Cu蒸气和Nd:YAG等激光。这些连续激光对组织的热损伤属非选择性的,治疗后常伴随皮肤瘢痕、色素减退等副作用,尚达不到良好的美容效果。

(3) 学科形成阶段(20世纪80年代):1983年,Anderson RR和Parrish JA提出了选择性光热作用理论,即"光热分离"理论,其含义为根据不同组织的生物学特性,选择合适的波长、能量、脉冲持续时间,以保证对病变组织进行有效治疗的同时,尽量避免对周围的正常组织造成损伤。该理论实现了激光有效性和安全性的完美统一,是激光医学特别是激光美容医学发展史上的里程碑。根据选择性光热作用设计的脉冲激光器在20世纪80年代有很大进步。相继出现了铒激光、准分子激光及不断完善的CO_2激光和脉冲染料激光,激光新技术已经比较成熟地用于研究、诊治疾病和美容治疗,并且已经形成了一支庞大的专业化队伍,这是激光医学学科形成的重要标志之一。

(4) 发展成熟阶段(20世纪90年代):20世纪90年代起,随着科学的进步和激光技术的发展,医用激光器与电子计算机、纤维内镜、图像分析、摄像录像、荧光光谱、X线和超声等新技术不断结合,使医用激光器朝着高性能、智能化、微型化及专科化方向发展。新型美容激光器如雨后春笋般涌现,并取得了非常显著的成就。20世纪90年代中后期可变脉宽倍频激光治疗血管性疾病取得了较好的疗效,与此同时长脉冲红宝石激光、翠绿宝石激光、Nd:YAG激光及半导体激光的相继出现也使激光脱毛技术日益发展成熟;此外,高能超脉冲CO_2激光和铒激光的问世使激光磨削除皱技术风靡西方世界(由于色素沉着问题,该技术在黄色人种中未能大量展开),近年来还出现了一些无损激光除皱系统,如CoolTouch、SmoothBeam及Nlite等,应用这些仪器术后皮肤反应轻微,临床上也取得了一定的疗效。20世纪90年代初期,激光美容术在我国一些大城市逐步开展起来,至90年代中后期美国、以色列、英国、德国及日本等国先进成套的激光美容仪迅速涌进国内,并趋向普及,一些国产的激光美容仪在国内也得到了越来越多的应用。现代激光美容已成为当代医学美容中最具有魅力和远大前途的部分。

联合国在一份关于"理想的未来医学模式"的声明中强调,提高"肉体及精神"两方面的生活质量是 21 世纪人类努力的方向。随着近年来不同波长激光、高能超脉冲 CO_2 激光、可变脉冲激光和铒激光等的出现,高科技激光美容——没有伤口的美容术正在医学美容界掀起一个又一个高潮。激光美容就是利用激光产生具有一定穿透力、高能量、聚焦精确的单色光,作用于人体组织时在局部产生高热量的这一特点,去除或破坏目标组织,达到美容治疗的目的。激光美容主要包括激光切割、激光换肤和激光治病。

①激光切割:激光切割的最大优点是切口出血少、手术视野清晰。目前使用的超脉冲激光,将激光器发出的能量聚集,并通过特殊开关使能量在瞬间释放,强大的能量将组织迅速气化,不仅切割快捷,同时也使切口周围的热传导减少到最小,对切口周围组织的损伤程度极小。激光切割用于重睑术、眼袋整形术、面部除皱术等方面,取得了良好的效果。

②激光换肤:激光换肤利用了激光磨削技术,其原理是通过改变激光器的聚焦特性,使激光点变成一个光斑,再利用图形发生器,将光斑按照一定的图形进行扫描,使激光在瞬间产生高热将扫描范围内的目标组织去除。每个光斑的强度、密度、扫描图的形状及大小均由计算机进行控制,从而精确地控制去除目标组织的深度,达到治疗的目的。激光换肤不仅克服了传统方法易出血、深度不易控制等缺点,还有刺激皮肤弹力纤维,使其收缩的作用。弹力纤维的收缩可使皮肤收紧,进一步促进表浅皱纹消失,除皱效果更加明显。

③激光治病:利用激光治疗面部毛细血管瘤、色素痣等。其原理是不同颜色的组织对不同波长的激光吸收率不同,当用这些特定波长的激光对病变部位进行照射时,这些色素或血红蛋白受激光破坏最重,而周围的正常组织受损伤轻微,当遭受破坏的病变组织逐渐被身体吸收,疾病或皮肤内的色素便得到治愈。这些疾病以往的治疗往往十分不理想,甚至束手无策,激光使这些无法解决的难题有了新的答案。激光在皮肤美容科的应用,尤其是近年来出现的治疗项目,多数是属于激光治病范畴,如葡萄酒色斑、毛细血管扩张、酒糟鼻、太田痣、咖啡牛奶斑、雀斑等。

(二)光子嫩肤

光子嫩肤一种先进的高科技美容项目,在一定程度上弥补了激光的不足,其采用一特定的宽光谱彩光,直接照射于皮肤表面,它可以穿透皮肤深层,选择性作用于皮下色素或血管,分解色斑,闭合异常的红血丝,减少患者肌肤上的各种瑕疵,同时光子还能刺激皮下胶原蛋白增生,可改善毛孔粗大、皱纹增加、弹性组织变性等皮肤老化问题,让患者的肌肤变得清爽、健康有光泽。光子嫩肤技术是一种非剥脱的物理疗法,具有高度的方向性、很高的密度和连贯性,光子可被聚集到很小的治疗部位,因而其作用部位准确,不会对周围组织和皮肤附属器官造成损伤。同时,光子嫩肤非介入的治疗方法可适应不同的皮肤状态,安全有效,不会对皮肤造成损伤。每次治疗后可以立即恢复正常生活和工作,是一种比较安全的治疗方法,也是目前较为理想的科学美容方法。

(三) 中胚层疗法

中胚层疗法,在国外称其为 meso therapy 疗法。

中胚层疗法源自法国,由 Dr. Michel Pister 医生于 1952 年首先创造并应用于临床,将一些治疗用的不同种药剂混合后,注入患者的中胚层,早期用来治疗一般性疾病。1987年,法国卫生部正式将中胚层疗法纳入合法的医学治疗项目之一。1988 年,意大利皮肤科医生发现将大豆卵磷脂(PTC)注入皮下,具有溶脂、消脂的效果,至此中胚层疗法正式进入美容、塑身的市场。多年来在各国医生不断的努力及探索下,至今全世界,包括欧美、中南美洲有超过 15000 个美容整形医师接受此项培训后,使用并推广此疗法。近年来在世界各国陆续成立了中胚层疗法学会(ASAM),以提供给世界各国同行们各种资讯及服务。

中胚层疗法的原理相当于直接给深层肌肤提供"养料",换句话说,就是采用超微渗透技术,定位、定层、定量地把含有多种营养成分,高浓度的皮肤营养成分,直接透过表皮输送到皮下深层组织,饱含营养成分的深层肌肤,即刻呈现出前所未有的光泽和清透,这种相当于从"根部给药"的全新科技,能够从根本上解决色斑、痤疮、发黄、晦暗、细纹、松弛、下垂等皮肤问题,同时也解决了传统的生活美容、各种美容保养产品很难被皮肤吸收的弱点。提出了"护肤、养肤、疗肤"的新三部曲。让皮肤在日常保养的同时,定时、定期地给予一定的营养补充,从而达到美容抗衰老的目的。

二、理化美容微创疗法的营养与饮食

由于理化美容微创疗法相对于其他的美容外科手术创伤较小,营养物质流失及需求同样较少。其主要是针对具有皮肤老化、皱纹、色斑、瘢痕,以及局部微胖的患者群,因此在其术后更应侧重于胶原蛋白、维生素 C 及微量元素锌等的摄入,同时应尽量避免食用光敏性食物以减少色素沉着。

(一) 营养素的选择

1. 胶原蛋白

胶原蛋白是人体内含量最多的一类蛋白质,是决定结缔组织韧性的主要因素,不仅是机体必不可少的有机物,也对皮肤的美容养颜确实有着不俗的功效。胶原蛋白是一种高分子蛋白质,能使皮肤保持结实而有弹性。它存在于人体皮肤、骨骼、牙齿、肌腱等部位。在皮肤方面,它与弹力纤维合力构成网状支撑体,提供真皮层坚定有力的支撑。随着年龄的增长,人体胶原蛋白含量会逐渐流失,皮肤会失去弹性并变薄老化,因此可以说人的皮肤老化的确与胶原蛋白流失有着千丝万缕的关系,胶原蛋白对皮肤有着非常重要的作用,具体作用如下。

(1) 亮肤:胶原蛋白中富含的酪氨酸残基可以有效地阻止皮肤中的酪氨酸转化为黑色素,从而抑制黑色素的形成。

(2) 保湿:胶原蛋白含亲水性的天然保湿因子,而且三螺旋结构能强劲锁住水分,让皮肤时刻保持湿润、水嫩的状态。

(3) 防止皮肤老化、去皱纹：随着年龄的增长，胶原蛋白会逐渐流失，从而导致支撑皮肤的胶原肽键和弹力网断裂，其螺旋网状结构随即被破坏，皮肤组织被氧化、萎缩、塌陷，肌肤就会出现干燥、皱纹、松弛无弹性等衰老现象。所以，补充胶原蛋白是一种延缓衰老的方法。

(4) 滋养：活性胶原蛋白对皮肤的渗透性强，可透过角质层与皮肤上皮细胞结合，参与和改善皮肤细胞的代谢，使皮肤中的胶原蛋白活性加强。它能保持角质层水分及纤维结构的完整性，改善皮肤细胞生存环境和促进皮肤组织的新陈代谢，增强血液循环，达到滋润皮肤的目的。

激光、光子、射频等理化美容手段都是为了刺激真皮层胶原蛋白的增生，使皮肤细胞变得丰满，从而使肌肤水分充盈，变得紧致有弹性，且可维持皮肤细腻光滑，并使皱纹得以舒展，有效防止肌肤老化及色素沉着。因此，在理化美容治疗的同时要给受术者及时补充胶原蛋白，以达到美容治疗的最佳效果。

2. 维生素

维生素 C 具有氧化还原作用，参与色素代谢；同时维生素 C 还能催化胶原蛋白肽链上的脯氨酸、赖氨酸生成羟脯氨酸与羟赖氨酸，成为易于人体吸收的胶原蛋白。因此，摄取胶原蛋白的同时应该增加维生素 C 的摄入，才可取得更好的效果。建议每日口服维生素 C 500～600 mg，连续服用 3～6 个月。

3. 微量元素锌

微量元素锌可以促进胶原蛋白的合成，增加机体的免疫力，防止创口的修复以及减少感染的发生。

(二) 常用食物

在一些含胶质的食物，如牛蹄筋、猪蹄、鸡翅、鸡皮、鱼皮及软骨中，都富含胶原蛋白，但应该注意食用切勿过量，否则容易引起高脂血症与肥胖等。在烹饪时可以搭配一些洋葱、银耳、菜花等降血脂的食物。若通过饮食不能满足所需摄入量，还可以选用一些具有快速补充胶原蛋白作用的产品。

应当多吃含有维生素 C 的水果及蔬菜，如橘子、猕猴桃、柠檬、葡萄、白萝卜等。这些食品具有抗氧化的作用，可以在一定程度上对抗自由基对胶原蛋白的破坏。

多吃含有锌的食物，如动物肝脏、蛋、核桃、花生、牡蛎等。

另外还应当注意避免食用光敏性食物、刺激性食物与色素含量较高的食物。

(三) 推荐膳食

1. 猪脚白萝卜汤

【配料】 猪脚 1 只，白萝卜 400 g，葱姜各 10 g，枸杞及食盐适量，料酒 5 mL。

【制作和用法】 将猪脚洗净后切成小块，用水焯好后取出。锅内重新加水，放入焯好的猪脚、料酒及葱姜，小火煲煮 1～2 h。煮好后放入切好的白萝卜与枸杞，白萝卜煮熟后，调味即可食用。

【功效】 猪脚内含有丰富的胶原蛋白,白萝卜中的维生素 C 含量很高,经常食用可以达到美容养颜的功效。

2. 猪皮银耳木瓜汤

【配料】 猪皮 200 g,木瓜 1 个,花生 50 g,银耳 3 朵,葱姜盐适量。

【制作和用法】 猪皮去除油脂后洗净,切条后焯水。温水洗净后泡开银耳。木瓜去皮切块后备用。将处理好的猪皮放入锅中,加入葱姜后,煲煮 1~2 h,煮好后加入银耳与木瓜,再煮 10 min 后,调味即可食用。

【功效】 经常食用具有养肝滋阴、润肤除皱、排毒养颜的功效。

自测题

简答题

1. 简述美容手术后提供营养饮食的原则和适宜选择的食物。
2. 补充哪些营养素可有效预防术后瘢痕的形成?
3. 美容手术后在饮食营养方面如何注意才会有效预防色素沉着?
4. 理化美容微创疗法后适宜补充的营养素包括哪些?

(孙羽佳)

第十章 药膳与美容

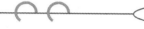

1. 掌握药膳美容的概念和特点。
2. 掌握药膳美容的应用原则。
3. 了解药膳美容常用配料。
4. 熟悉药膳美容常用配方。

我国药膳美容历史悠久、内容丰富,近年来和现代营养学的融合,使其有了快速的发展,成为一门独立的学科。药膳不仅有能与其他方法相匹敌的美容功效,更因为它的色、味俱佳,令人食指大动,垂涎三尺,实在是最简单也是最享受的美容方法。药膳美容是将药膳通过内服和外用作用于人体而达到美容保健、维护人体整体美的目的。

第一节 概 述

一、基本概念

药膳美容是指在中医基本理论和中医营养学及现代营养学的指导下,在食物中加入药食两用的天然动植物或具有美容保健作用的中药,经过合理加工和烹调,制成药膳,达到防病治病、促进机体康复、润泽肌肤、延衰驻颜、美容保健、维护人体整体美的目的。药膳美容在美容营养中占有重要地位,其突出特点是:以食为主,药食结合;以保健为主,防治结合。除可用于正常美容保健外,药膳美容还可用于一些损容性疾病的辅助治疗。

中医有"食养""食疗""药膳"之分。饮食养身,称为"食养"。《素问·五常政大论》记载的"谷肉果菜,食养尽之",是指利用饮食达到营养机体、保持健康、延衰美容的目的。饮食治疗,称为"食疗"。《千金方》中的"食治篇"、《食疗本草》等都是专论"食疗"的专著。"食疗"是利用饮食,根据不同体质,选择有一定治疗作用的食物,调节人体平衡,从而达到强身保健、延衰美体的目的。在食物中加入药食两用的天然动植物或具有美容保健作用的中药,称为"药膳"。食物与药物相结合,经过配伍加工,烹调制成一种特殊的饮食品,食借药力、药助食威,相辅相成,集营养、预防、治疗、康复、美容于一体,是中医美容营养的一大特色。

中医药膳美容方面的历史悠久、内容丰富,是我国独特的美容健美方法。历代文献记载了常用的百余种食物、药物的美容功效和数量庞大的药膳美容方,剂型亦涉及汤、羹、茶、酒、饮、膏、粥、面、饼、糕、菜肴等,形成了系统的中医美容营养理论,为药膳美容积累了丰富的经验,奠定了基础。现代营养学的飞速发展,更加科学地揭示了各种营养素对美容的影响,为药膳美容提供了科学依据。

药膳可分为内服和外用两大类。内服法是根据不同年龄、性别、体质、季节、肤质及一些影响美容的疾病的不同需要,选择对应的食物、药物,科学配伍,有针对性地补充所需营养素,调整机体的失衡状态,通过调整内部脏腑气血阴阳平衡,改善失衡体质,从而由内及外,增加外部器官的营养,改善营养的失衡,达到驻颜延衰、整体美容的目的。外用法则是根据需要在食物中加入一定的药物配制成不同制剂,直接作用于体表皮肤或外部器官,达到美容保健的目的。内服和外用可根据需要单独使用,也可内外结合使用。

二、基本特点

(一)内外结合,重视整体

强调整体美容是药膳美容的指导思想。人体的颜面、皮肤、须发、五官、爪甲的枯荣与脏腑、经络、气血的盛衰有着密切的关系。脏腑承担着摄取各种营养的作用,经络承担着输送各种营养的作用,人体只有处于丰富均衡的营养状态下,才能显示出健与美的形象。药膳美容融内服与外用为一体,既注重外部的保养,祛除有碍美容的一些病变,更注重内部调养,调整脏腑、气血、经络的失和,使机体充分、平衡地摄取各种营养素,保证整体的健康、健美。

(二)寓治于养,防治并举

药膳美容虽然不属于治疗美容,但却是治疗美容的基础。药膳美容选择的食物不仅有利于皮肤、毛发、形体等外在形态的改善,更主要的是通过对机体内部的作用,使机体在健康的状态下,实现形体的美,并配以少量具有美容保健作用的中药,对一些损容性疾病起辅助治疗的作用。寓治于养,防治并举,让人们生命历程中的每日每时都在健康和健美中度过。

(三)安全经济,简便易行

药膳美容所选用的均为日常饮食中常用的食物或药食两用的天然动植物及少量药物。所以,比起药物美容及现代美容等其他方法,药膳美容更安全、可靠、经济。虽然药膳美容显效缓慢,但可以长期应用,作用持久,且这些美容食品及药物,获取方便、制作简单,易为人们掌握,普遍适用。

（四）继承传统，结合现代

药膳美容是我国传统的美容方法，蕴藏着极其丰富的经验总结，而且以中医基本理论为指导原则。近年来，由于西医美容学的发展和现代营养学的崛起，在传统美容中又融入了现代科学的各种手段、方法及理论知识，逐渐形成了更科学、更完善、更丰富的美容法。所以，要立足传统、放眼未来，在继承传统的基础上，多学科融合，不断开发药膳美容的新方法。

三、基本原理

（一）现代营养学

人的生命和健康维持依赖于日常所摄取的各种营养素。这些营养物质是保证机体正常生理功能所必需的，同时对维持机体健美也起着至关重要的作用。现代医学和营养学强调平衡膳食，要求膳食中各种营养素（蛋白质、脂类、矿物质、维生素、碳水化合物、水、膳食纤维）数量充足、种类齐全、比例科学合理，这是保证肌肤健美、延缓衰老的必要条件。如果膳食结构不合理，会影响健康，加速皮肤衰老，失去容貌、体态的美。

1. 营养素摄入过剩

蛋白质、脂类、碳水化合物摄入过度会引起肥胖、血脂增高、血液黏度增大；产生的过量酸性物质对皮肤产生较强的刺激作用，引起各种皮肤病变，如湿疹、荨麻疹、食物红斑类过敏性皮肤病、痤疮、毛囊炎、酒糟鼻等，导致皮肤早衰、粗糙、抵抗力降低而失去健美。

2. 营养摄入不足

蛋白质、脂类、碳水化合物摄入不足可引起发育迟缓，体重减轻、消瘦憔悴、肌肉萎缩，反应迟钝，免疫功能下降，皮肤粗糙、弹性降低、早生皱纹，头发稀疏、脱发、干枯无光泽，甚至产生许多疾病而影响健美。各种维生素、矿物质的摄入不足既可直接影响美容，使皮肤干燥、粗糙、失去弹性、苍白无光泽，毛发干枯无光泽、易断易裂、易脱，指甲变脆，伤口愈合减慢、易形成瘢痕，皮肤易出血、形成瘀点和瘀斑，骨质软化变形、疏松，牙釉质退化失去光泽等，又可引起许久损容性疾病而影响健美，如角化过度、鳞屑性皮肤病、各种皮炎、色素沉着、痤疮、油性皮肤、毛囊炎、贫血、脱发、各种皮癣、甲状腺病变、白癜风、牙齿病变、指甲病变等各种疾病。

3. 合理营养是美容的物质基础

合理营养的基本要求：①能保证供给用膳者必需的热量和各种营养素，且各种营养素之间的比例平衡；②通过合理加工烹调，尽可能减少食物中各种营养素的损失，并提高其消化吸收率；③改善食物的感官性状，使其多样化，促进食欲，满足饱腹感；④食物本身应清洁无毒害，不受污染，不含对机体有害物质；⑤制订合理的膳食制度，三餐定时定量，比例合适。所以，通过各种食物的合理搭配达到合理营养的要求，即平衡膳食。通过平衡膳食，可滋润皮肤，使皮肤柔软细嫩、洁白光亮、富有弹性，使肌肉结实、健壮，促进骨骼生长、牙齿发育、毛发润泽光亮,保持容颜的青春活力,推迟衰老;预防营养缺乏症及各种疾病的产生,支持手术治疗,促进术后康复,达到防病健美、延衰驻颜的目的。

（二）中医学

食物和药物同样具有四气、五味、归经,其搭配应依据相须相制的原理。所以,药膳美容也应以中医整体观念为核心,运用精、气、神学说,阴阳五行学说,四气五味学说及脏腑互补学说,辨证用膳。以食为药,补益人体脏腑气血,纠正阴阳偏盛偏衰,达到脏腑调和、阴阳平衡、气血津液旺盛的状态。

1. 天人相应是中医美容药膳的整体核心

人生活在自然环境中,人和自然之间息息相关的关系,同样体现在饮食营养方面。"天食人以五气,地食人以五味。"四季气候更替变化,人也随之受到影响,因而在选择美容营养药食时应与气候相适应。我国地域辽阔,东南西北地理环境迥异,民族风情亦不相同,如北方寒冷、南方炎热、西方干燥、中部湿潮,所以在选择美容营养药食时应与地理环境相适应。人不仅生活在自然环境中,同样也生活在一定的社会环境中,社会环境的变化影响着人的情志精神、健美状态,有不同工作环境、不同人际交往的人,在选择美容营养药食时亦不相同。

2. 阴阳脏腑平衡协调是美容药膳的理论指导

历代食养食疗均很重视阴阳变化、脏腑平衡。掌握阴阳变化的规律,围绕调理阴阳、保持脏腑协调进行食事活动,方可使机体保持"阴平阳秘""气血和调"的健美状态。药膳美容可概括为补虚、泻实两个方面。益气、养血、滋阴、助阳、生津、填精等为补不足;祛风、清热、利湿、泻下、活血、行气等为泻有余。调整阴阳脏腑,以平为期,而饮食宜忌,也以平调阴阳脏腑为准则。如痰湿偏盛者,应少食油腻,宜以清淡食物为主;火热偏盛者,应忌食辛辣,宜以寒凉食物为主;阴血不足者,应禁大热峻补之品,宜以清淡滋养食物为主等,体现出虚补实泻、寒热平调的原则。而且,在药膳制备中,亦不能离开阴阳,做到用膳的阴阳寒热平和。如烹调鱼、虾、蟹等寒性食物时,佐以姜、葱、酒等温性调味品;食用韭菜、大葱等助阳类菜肴时常配蛋类等滋阴的食物,达到阴阳平衡互补的目的。

3. 气、血、津、液、精是美容药膳的物质基础

构成和维持人体生命活动的基本物质气、血、津、液、精,是各脏腑器官的基本营养物质,因而是维护人体整体健美的物质基础。气、血、津、液、精亏虚不足,则人体生命活动受到影响,同时必然影响到人体的健康和美丽。气的亏虚可导致面色苍白、精神疲惫、抵抗力下降、机体功能衰退等;血的亏虚可导致面色无华,毛发稀疏、易断易裂,身体消瘦,唇舌色淡,面色憔悴等;津、液的亏虚可导致皮肤弹性降低、粗糙、早衰生皱等;精的亏虚可导致生长发育迟缓、骨骼痿软、智力低下、脏腑功能衰退等。所以气、血、津、液、精充足,则生命旺盛、健康美丽、长寿。保持气、血、津、液、精旺盛的重要手段是合理摄取各种营养素,水谷之精是人体气、血、津、液、精的主要来源和物质基础。

4. 药食同源是美容药膳的基本依据

药食同源的含义是中药与食物不仅具有相同的来源,皆源于自然界的动植物及部分矿物质,属天然产品,而且其性能亦相通,具有同一的形、气、色、味、质等特性,都能起到营养、保健和治疗的作用,且药物和食物的应用皆有同一理论指导。由中医学发展史可知,药物是古人在尝试食物的过程中鉴别分化出来的,将具有明显治疗作用、偏性较强、有一定毒性、不能长期食用的食物列为药物;另有一部分食物功效明显,可以长期食用,偏性不大又无毒副作用,为介于一般食物与药物之间者,又称为药食两用食物,这些食物具有提高食品防病治病、保健美容功效的作用。所以,把一般食物、药食两用食物及部分中药有机地配伍,制成药膳是中医美容保健的一大特色。

5. 食性理论是美容药膳的配膳基础

食物和药物一样,具有四气、五味、归经、升降浮沉的性能,对其性能特征的认识来源于长期的生活和临床实践。《本草求真》中记载:"食物入口,等于药之治病,同为一理。合则于人脏腑有益,而可却病卫生;不合则于人脏腑有损,而即增病促死。"应用食药的这一理论,即是用药食的偏性纠正人体阴阳、脏腑、气血、虚实、寒热的偏盛或偏衰,从而达到防病、治病、健康、美容、美体的目的。四气即寒、热、温、凉,实际上某些食物性平和、无明显的偏性,列为平性,适用于任何体质;五味即酸、苦、甘、辛、咸,实际上还有淡、涩,淡附于甘合称甘淡,涩附于酸合称酸涩;归经即食物对机体某个脏器或某几个脏器有明显作用;升降浮沉是指食物在体内的作用趋势。利用食物的这些性能,即可以有选择性地进行保健美容,更具针对性地提高健美的功效,为美容药膳奠定配膳的基本理论。

6. 辨证用膳是美容药膳的主要方法

辨证用膳是根据不同的体质、年龄、性别、环境、季节等因素,运用中医阴阳、精气、脏腑学说,食物四气五味理论,选择适合的食物、药食两用食物或具有美容保健作用的中药进行合理配伍,遵循辨证用膳的法则,将全面膳食与审因用膳相结合,达到健康美容的目的。例如,寒凉性食物具有清热泻火、凉血解毒的功效,适用于皮肤干燥、红赤、痤疮、酒糟鼻等的保健美容;温热性食物具有祛风除湿、活血化瘀的功效,适用于面色黯黑、肌肤甲错、瘀斑、黄褐斑、雀斑等的保健美容;辛味食物多具有发散、行气、行血作用,有利于废物的排泄;甘味食物善补气益气、滋阴润燥,可使皮肤光滑润泽,延缓衰老;酸性食物具有收敛、固涩的功效,有利于受损皮肤的愈合;苦味食物有清泄火热的作用,适用于皮肤的感染性损害的调养;咸味食物具有软坚散结的作用,适用于皮肤的结节病变的药膳调护。

第二节 药膳美容的基本原则

一、预防为主、防治结合的原则

由于药膳是以日常具有美容功效的食物为主,配以具有美容功效的可长期食用的中药制作而成的,它集食养、食疗、药疗于一体,既具有预防的作用,又具有治疗的功效,但应用时应遵循预防为主、防治结合的基本原则。

饮食对人体的滋养本身就是最重要的保健预防方法,合理的饮食可保证机体生命活动的营养,使脏腑调和、气血充足、骨骼强健、肌肉有力、脂肪丰满、皮肤弹性好而光亮、延年益寿、健康而美丽。不合理的饮食不仅会使人失去健美,而且会引起许多疾病。针对不同体质,制订适宜的药膳,是中医保健美容的一大特点。如《千金方》中记载:"食能排邪而安脏腑,悦神爽志以资气血,若能用食平疴,释情遣疾者,可谓良之。"饮食除上述预防、保健、营养、美容的作用外,还具有治疗疾病的作用,尤其是药膳,在祛病美容方面,具有独特的功效。许多疾病会影响健康,同时还会损坏容貌,使人失去健与美。针对许多损容性疾病,合理、及时地使用药膳调治,可起到扶助正气、补益脏腑气血亏虚、泻实祛邪、祛除各种病邪损害、调整阴阳、协调脏腑气血阴阳失和的功效,利用食药偏性,纠正机体失调,通过对损害性疾病的调治,可达到健康、美容并举的目的。所以药膳的应用,首先应遵守预防为主、防治结合的原则。

二、阴阳气血平衡的原则

美容的基础是健康,健与美的结合才是真正意义上的美。营养的获取状况直接影响着机体气血津液的充盈程度和脏腑阴阳的平衡状态。而通过合理的药膳调整,可调节脏腑阴阳气血的失衡状态,防治阴阳、寒热、气血失衡导致的各种损容性疾病。利用药食性味,通过扶阳抑阴、育阴潜阳、阴阳双补、补肾填精、健脾益气、滋阴润肺、疏肝理气、养心安神、调气和血、清热解毒、润肠通便等各种方法,使阴阳气血平衡、脏腑功能强健,从而实现体态容貌的健美。所以,药膳的搭配和使用遵循阴阳气血平衡的原则对美容营养有重要的意义。

三、辨证用膳,因人、因时、因地制宜的原则

药膳已不再是单纯意义上的饮食营养,它的预防、保健、治疗作用不及单纯药物,但比日常饮食要强烈。所以药膳的配制和使用要遵循辨证用膳,因人、因时、因地制宜的原则。辨证用膳是指依据体质的不同,营养素缺乏和过剩种类的不同,阴阳气血偏盛、偏衰的不同,年龄、性别、环境的不同,而因人、因时、因地制宜,合理配膳并正确使用。

人是一个复杂的有机生命体,有先天禀赋、七情变化的不同,生活在多变的自然、社会、家庭中,且又具年龄、性别、体质、职业的不同特点,机体处于不断变化之中。所以在配制使用药膳预防、保健、祛病、美容时,必须考虑这些因素,确定合理正确的方法,选择适宜的药膳,因人制宜。

一年四季变化、一天日夜更替,人体亦随之变化而适应环境。春季阳气升发,人体清阳之气上升,春季使用药膳时,应注意顺应春阳、清阳上升之气,促使清气上升。夏季炎热酷暑,人体肤腠开泄散热、津液易耗,夏季使用药膳时,应注意清热消暑、生津补液。秋季干爽燥涩,人体皮肤干燥、黏膜失润、津伤内燥,秋季选择药膳时,应注意滋润生津、养肺润肤,以抗燥热。冬季天寒地冻,人体收敛阳气以御寒气,冬季选择药膳时,应注意温补助阳、扶助阳气以抗寒邪。因此选择药膳,亦应因时制宜。

人生活在不同的环境中,因而饮食习惯、体质、患病种类各异。西北寒冷干燥,应以温补滋养为主;东南潮湿闷热,应以清利透渗为主。寒冷而喜温食,则内多积热伤阴;湿热而喜清利,则内多积寒伤阳。药膳的选择亦适应地理环境的变化,因地制宜。

四、禁忌的原则

食物和药物均有四气五味的偏性,人体也有体质和所患病症的差异,在使用药食配制药膳来保健美容、防治疾病时,必然有适宜和不适宜之分。前述各种原则均是膳食相宜,膳病相益。相宜可养身疗病,不宜则有害于健康养颜,应禁用慎用,所以配制药膳时应遵守禁忌原则。

(一)食膳禁忌

食膳禁忌包括广义、狭义两个方面。

(1)广义的食膳禁忌是指体质、地域、季节、年龄、病情及药膳的调配、用法、用量等方面的禁忌。因根据体质的偏虚偏实、偏寒偏热,地域的寒、热、燥、湿,季节的春、夏、秋、冬,年龄的大小,病情的不同,在应用药膳防治疾病、保健美容时避开不宜,遵守食忌的基本原则。如阴虚内热体质者,不宜食用辛辣、温补之品;阳虚内寒体质者,不宜食用生冷、寒泻之品。

(2)狭义的食膳禁忌只指饮食与病、证方面的禁忌。病的禁忌:风疹、疥癣、湿疹、哮喘等过敏性疾病患者,忌食海产品、狗肉、驴肉、茴香、香菇等;失眠患者忌喝浓茶、咖啡等;糖尿病患者忌食含糖量高的食品;肾衰竭患者忌食富含蛋白质的食物,如蛋、肉、鱼、豆制品等;痤疮患者忌食辛辣油腻食品等。证的禁忌:寒证者忌食生冷寒凉食品,如冷饮、瓜果等;湿热证者忌食辛辣油腻食品,如油煎、油炸食品等。

(二)制膳禁忌

药膳配制时有一些药食不能配在一起同时应用,否则会减弱药膳治疗作用或增加副作用。中医在这方面积累了丰富的经验,但还有待今后进一步研究,在配制药膳时作为参考。

第三节 常用药膳美容方

一、药膳中常用的美容中药

药膳常用药物的选择有独特的原则,并非所有的中药均可用来制作药膳。首先,所选的药物具有一定的美容作用;其次,所选药物无毒副作用;最后,所选药物药性不宜大寒大热,味不宜大酸大苦。药膳用药以性平、气薄、味淡为主,否则所制药膳虽有美容作用,但因其毒副作用而不能长期食用,或因其味道不佳而食饮难下。

1. 薄荷

【来源】 为唇形科植物薄荷的茎叶。

【别名】 人丹草,凉喉草,苏薄荷,升阳菜。

【性味归经】 辛,凉。归肝、肺经。

【美容功效】 疏散风热,清利头目,利咽透疹,辟秽洁齿,除臭香口。

【应用范围】 适用于风疹瘙痒,疥疮,色素沉着,痤疮,脂溢性皮炎,酒糟鼻,口臭,口疮,目赤,咽痛,音哑等。

【用法用量】 3~15 g,煎、泡服,宜后下。

【注意事项】 阴血虚体质、气虚多汗者忌用。

2. 菊花

【来源】 为菊科植物菊的头状花序。

【别名】 滁菊,杭菊,怀菊。

【性味归经】 甘、苦,微寒。归肝、肺经。

【美容功效】 疏风清热,平肝息风,解毒,驻颜悦色,明目乌发,降压,降脂。

【应用范围】 用于容貌衰老,早生皱纹,肌肤不泽,须发早白,头风白屑,高血压,高脂血症,目赤肿痛。

【用法用量】 10~30 g,煎、泡、入丸、散、外用均可。

【注意事项】 外感风热用黄菊花;清肝明目用白菊花;清热解毒用野菊花。

3. 赤小豆

【来源】 为豆科植物赤小豆或赤豆的成熟种子。

【别名】 赤豆,红豆。

【性味归经】 甘、酸,平。归心、小肠经。

【美容功效】 利水消肿,减肥瘦身,清热解毒,排脓消痈,润泽肌肤。

【应用范围】 适用于湿热痈疡肿毒,痤疮,湿疹,水肿鼓胀,肥胖。

【用法用量】 10~30 g,煮汤、粥。

【注意事项】 久服则伤津,注意配以保护津液之品。

4. 薏苡仁

【来源】 为禾本科植物薏苡的成熟种仁。

【别名】 薏米,苡米,六谷子。

【性味归经】 甘、淡,凉。归脾、胃、肺、肾经。

【美容功效】 健脾渗湿,清热排脓,防晒增白,嫩肤。

【应用范围】 适用于脾虚泄泻,痤疮,疣,黄褐斑,脚气,慢性湿疹,高血脂,皮肤粗糙。

【用法用量】 10~30 g,煮汤、粥。

【注意事项】 大便干燥、小便清长、滑精者禁用。

5. 陈皮

【来源】 为芸香科植物橘及其栽培变种的干燥成熟外层果皮。

【别名】 广陈皮,新陈皮,橘皮,橘子皮。
【性味归经】 辛、苦,温。归脾、肺经。
【美容功效】 燥温化痰,理气健脾,降血脂。
【应用范围】 用于湿疹,皮肤瘙痒症,高脂血症,肥胖,脾胃气滞,咳嗽,痰多。
【用法用量】 6～30 g,煮汤。鲜品捣碎外用。
【注意事项】 阴虚火旺体质、阳气亏虚体质者均慎用。

6. 败酱草
【来源】 为败酱科植物黄花败酱或白花败酱的带根茎全草。
【别名】 败酱,马草,土柴胡。
【性味归经】 辛、苦,微寒。归胃、大肠、肝经。
【美容功效】 清热解毒,消痈排脓,祛瘀止痛,美白润肤。
【应用范围】 适用于热毒火旺引起的痤疮,酒糟鼻,痈疡疔疮,毛囊炎,肠痈,黄褐斑,脂溢性皮炎。
【用法用量】 9～25 g,煮、煎服。鲜品外用。
【注意事项】 易腹泻者忌用。

7. 火麻仁
【来源】 为桑科植物大麻的成熟果实。
【别名】 麻仁,麻子仁。
【性味归经】 甘,平。归大肠经。
【美容功效】 润肠通便,滋养补虚,降血压,降血脂,润肤养颜,除皱防衰。
【应用范围】 用于习惯性便秘,高血脂,高血压,痤疮,皮肤早衰、干燥。
【用法用量】 10～30 g,内服、外用均可,或入丸、散。
【注意事项】 易腹泻者忌用。

8. 干姜
【来源】 为姜科植物姜的干燥根茎。
【别名】 干生姜,白姜。
【性味归经】 辛,热。归胃、心、肺经。
【美容功效】 温中散寒,回阳复脉,温肺化饮,悦色,改善血循环。
【应用范围】 适用于脾胃虚寒引起的腹泻,阳虚体质者手足厥冷、面色苍白,水饮内聚引起的口唇色暗、眼周色暗、面色黧黑。
【用法用量】 5～10 g,煎、煮服,或入丸、散。
【注意事项】 阴虚火旺、内热体质者忌用。

9. 砂仁
【来源】 为姜科植物阳春砂、海南砂或缩砂的成熟果实。
【别名】 春砂,阳春砂,缩砂仁。
【性味归经】 辛,温。气芳香。归脾、胃经。
【美容功效】 温中止呕,化湿行气,香身除臭,驻颜悦色。

【应用范围】 适用于脾胃气滞引起的腹胀,呕吐,腹泻,食少,面色萎黄,芳香除臭,可用于口臭。

【用法用量】 5~15 g,煎服,后下,或入丸、散。

【注意事项】 阴虚内热体质者忌用。

10. 三七参

【来源】 为五加科植物三七的根。

【别名】 田七,三七,参三七。

【性味归经】 辛、微苦,温。归肝、胃经。

【美容功效】 化瘀止血,活血止痛,降压,抗衰润肤。

【应用范围】 适用于各种出血症,瘀血内阻的各种疼痛症,冠心病,高血压,黄褐斑,白癜风,色素沉着。

【用法用量】 3~10 g,研末冲服,或入丸、散,外用适量,研末外敷或磨汁、煎汁外敷。

【注意事项】 孕妇慎用。

11. 当归

【来源】 为伞形科植物当归的根。

【别名】 岷归,全归。

【性味归经】 甘、辛,温。归肝、心、脾经。

【美容功效】 补血生肌,活血止痛,润肠通便,润泽肌肤,抗皱驻颜,祛斑美白,养血生发。

【应用范围】 适用于血虚引起的痤疮,紫斑,慢性湿疹,白癜风,黄褐斑,色素沉着,皮肤干燥、皲裂、衰老、弹性降低,脱发,面色萎黄,痈疽疮疡或溃烂,肠燥便秘。

【用法用量】 5~30 g,酒浸,熬膏,煎,煮,入丸、散。外用适量,研末外敷。

【注意事项】 内热、阳亢、痰盛体质者忌用。

12. 何首乌

【来源】 为蓼科植物何首乌的块根。

【别名】 首乌,赤首乌。

【性味归经】 苦、甘、涩,微温。归肝、心、肾经。

【美容功效】 补肝肾,益精血,乌须发,驻颜悦泽,润肠通便,抗衰老,降血脂。

【应用范围】 适用于肝肾精血亏虚引起的须发早白,脱发,面色萎黄,大便秘结,疮痈,皮肤瘙痒。

【用法用量】 10~30 g,熬膏,酒浸,煎,煮,入丸、散。外用煎汤洗。

【注意事项】 易腹泻、痰湿盛者忌用。生首乌消痈,通便,可用于疮痈。

13. 黑芝麻

【来源】 胡麻科植物芝麻的成熟种子。

【别名】 胡麻。

【性味归经】 甘,平。归肝、肾、大肠经。

【美容功效】 补肝肾,益精血,润燥滑肠,抗衰老,润肤乌发。

【应用范围】 适用于肝肾精血亏虚引起的须发早白,脱发,头发干枯,皮肤干燥,早生皱纹,肠燥便秘。

【用法用量】 10~30 g,煨熟作糊,熬粥,熬膏,煎,煮,入丸、散均可。

【注意事项】 脾胃虚寒、便溏者忌用。

14. 枸杞

【来源】 茄科植物宁夏枸杞的成熟果实。

【别名】 枸子,枸杞,甘枸杞。

【性味归经】 甘,平。归肝、肾经。

【美容功效】 滋补肝肾,益精明目,养阴润肺,润肤除皱,抗衰驻颜。

【应用范围】 适用于肝肾精血亏虚引起的面色萎黄,肌肤干燥,体质早衰,目昏不明,失眠健忘。

【用法用量】 10~30 g,熬膏,浸酒,煎,煮,入丸、散。

【注意事项】 脾虚便溏者忌用。

15. 麦冬

【来源】 为百合科植物麦冬须根上的块根。

【别名】 寸冬,麦门冬。

【性味归经】 甘、微苦,微寒。归心、肺、肾经。

【美容功效】 养阴生津,润肺益肾,润泽肌肤,明目聪耳。

【应用范围】 适用于阴津亏虚引起的口渴,皮肤干燥,痤疮,口唇炎,耳鸣目昏,毛周角化症,老年性皮肤瘙痒。

【用法用量】 10~15 g,煎,煮,或入丸、散。

【注意事项】 痰湿盛、脾胃虚寒泄泻者忌用。

16. 人参

【来源】 为五加科植物人参的根。

【别名】 山参,别直参,神草。

【性味归经】 甘、微苦,平。归脾、肺、心、肾经。

【美容功效】 补气生津,补脾益肺,安神益智,驻颜抗衰,生发乌发,润肤悦色。

【应用范围】 适用于体质虚弱、气血不足、脏腑衰弱引起的消瘦虚羸,面容憔悴,须发早白、毛发干枯脱落,肌肤早衰、早生皱纹、弹性下降、苍白无光泽,失眠健忘,惊悸自汗。

【用法用量】 5~10 g,文火单独煎煮,或入丸、散,或研末装胶囊单用,或与肉食炖食。

【注意事项】 体质强健、实证、热证者忌用。反藜芦,畏五灵脂,恶皂角;不宜饮茶,食萝卜;不宜与莱菔子同用,以免影响药效。

17. 党参

【来源】 为桔梗科植物党参及其同属植物的根。

【别名】 潞党,上党。

【性味归经】 甘,平。归脾、肺经。

【美容功效】 补益气血,嫩肤润肤,抗衰驻颜。

【应用范围】 适用于气血虚弱引起的面色萎黄无华,身体消瘦,皮肤干燥少光泽,色素沉着,毛周角化症,黄褐斑,皮肤早衰,神气衰弱。

【用法用量】 10～30 g,煎、煮、入丸、散、熬膏,或与肉食蔬菜炖食。

【注意事项】 实证火旺者忌用。不宜与藜芦同用。

18. 黄芪

【来源】 为豆科植物蒙古黄芪或膜荚黄芪的根。

【别名】 北芪,口芪。

【性味归经】 甘,微温。归脾、肺经。

【美容功效】 补气升阳,实卫固表,托毒生肌,利水消肿,驻颜抗衰,养颜泽肤。

【应用范围】 适用于气虚引起的面色苍白,萎黄无光泽,皮肤早衰,痈疽溃后不敛,自汗不止,水肿,慢性唇炎,皮肤瘙痒症,体质虚弱,精神不振,饮食减少,营养不良等。

【用法用量】 10～30 g,煎、煮、熬膏或入丸、散。

【注意事项】 体质强健不虚、实证、内热、阳亢、内有积滞者忌用。

19. 茯苓

【来源】 为多孔菌科真菌茯苓的干燥菌核。

【性味归经】 甘、淡平。归心、肺、脾肾经。

【美容功效】 健脾渗湿,利水消肿,祛斑增白。

【应用范围】 适用于脾虚湿滞引起的泄泻水肿,色素沉着,湿疹,肥胖。

【用法用量】 10～15 g,煎、煮、或入丸、散、或熬膏。

【注意事项】 阴虚血虚者忌用。

20. 山药

【来源】 为薯蓣科植物薯蓣的根茎。

【别名】 淮山药,怀山。

【性味归经】 甘,平。归脾、肺、肾经。

【美容功效】 补脾益肺,补肾涩精,润肤悦色,延衰养颜。

【应用范围】 适用于脾肾两虚引起的面色萎黄,遗精带下,食少泄泻,皮肤干燥无光泽。

【用法用量】 10～30 g,煎、煮、熬膏,或入丸、散。

【注意事项】 内热阳亢、痰湿内盛、积滞实证者忌用。

21. 冬虫夏草

【来源】 为麦角菌科真菌冬虫夏草寄生在蝙蝠蛾科昆虫幼虫上的子座及幼虫尸体的复合体。

【别名】 虫草。

【性味归经】 甘,平。归肺、脾、肾经。

【美容功效】 益肾壮阳,补肺平喘,止血化痰,驻颜抗衰。

【应用范围】 适用于肺肾两虚引起的哮喘,肺结核,咳嗽,气短,痰中带血,自汗盗汗。对久病体虚、阳虚体质有改善作用,可增强免疫力,对年老早衰者具良好抗衰老作用。

【用法用量】 5~10 g,煎汤或炖服,常和鸭、鸡、猪肉炖食,或入丸、散。

【注意事项】 本品偏温补,阴虚内热者忌用。

22. 灵芝

【来源】 为多孔菌科真菌赤芝或紫芝的干燥子实体。

【别名】 灵芝草,紫芝,赤芝,红芝。

【性味归经】 甘,平。归肺、脾、肾经。

【美容功效】 补脾益肾,健脾安神,益精驻颜,延缓衰老,抗疲劳,降血脂,降血压。

【应用范围】 适用于肺肾两虚引起的心悸头昏,夜寐不宁,失眠梦多,高血脂,高血压,慢性气管炎,体质虚弱,抵抗力低,皮肤干燥生皱,容颜早衰。

【用法用量】 3~5 g,煎汤或炖服。

【注意事项】 因其性甘平适合于任何体质。

二、常用美容药膳方

《简易经》里记载:"简之矩只容能存之,易之规只美能化之。容则容物亦可护物,物之附表也。美其表、愚蠢目、健其本、乐而可为也。"我国药膳历史久远,药膳配方数量极多。种类涉及饮、露、酒、散、粥、羹、茶、膏等。具体运用可据年龄、性别、口味、季节、体质等不同,辨证使用药膳,而且还可根据需要灵活配方。下面介绍几种常用的古今药膳方。

(一)排毒美颜药膳

中医认为,如果气血充盈,人的面色会红润,富有光泽,如果长期熬夜,没有良好的生活规律,就会面色苍白或萎黄,皮肤出现皱纹或色素沉着。有些成功女性平时工作忙,无暇保养,致使血虚不荣、肝肾亏虚或肝气郁滞、瘀血阻络,故应服用滋肾调肝、滋阴养血、理气祛瘀之品,才能使气血充盈、肌肤润泽、精神饱满。

春夏二季,天气潮湿闷热,易出现胃肠失调,湿热内积,湿热之邪气熏蒸皮肤,可使皮肤出疹、出斑、长痤疮等。可选用下列汤水护肤。

1. 百合红枣银杏羹

【配料】 百合 50 g,红枣 10 枚,银杏 50 g,牛肉 300 g,生姜两片,盐少许。

【制作和用法】 将新鲜牛肉用沸水洗干净之后,切薄片;银杏去壳,用水浸去外层薄膜,再用清水洗净;百合、红枣和生姜分别用清水洗干净;红枣去核;生姜去皮,切两片。瓦煲内加入适量清水,先用猛火煲至水沸,放入百合、红枣、银杏和生姜片,改用中火煲百合至将熟,加入牛肉,继续煲至牛肉熟,即可放入盐少许,盛出即食。

【功效】 有补血养阴、滋润养颜、润肺益气、止喘、涩精的功效。

2. 土茯苓炖乌龟

【配料】 鲜土茯苓 250 g,乌龟一只(约 500 g),生姜两片。

【制作和用法】 先将乌龟用沸水烫死后剖杀,去除内脏,洗净血污,砍成粗块备用;鲜土茯苓洗净切块;生姜洗净。以上汤料准备就绪后,同放进炖盅内,加适量清水,隔水炖 3

~4 h。待温后,调味饮食。

【功效】 防治妇女月经不调、内分泌紊乱。

(二)乌发生发药膳

现实中由于染发、烫发的泛滥,以及头发的不当护理,导致发质受损,干枯、发黄、脆弱甚至脱发断发,可食用以下几种药膳。

1. 黑芝麻枸杞饮

【配料】 黑芝麻 20 g,枸杞 20 g,何首乌 15 g,杭菊花 10 g,冰糖 5 g。

【制作和用法】 将黑芝麻拣洗干净,与枸杞、何首乌、杭菊花一同放入砂锅中,加清水,文火炖 40 min,加入冰糖,再炖 20 min 即可。每日清晨服 1 剂,10 日为一个疗程。月经期间停服,可长期坚持饮用。

【功效】 滋补肝肾、泽颜美发、养血益精。血压偏高的中年妇女最适宜于服此饮,既可美发,又能治病。

2. 乌发首乌鸡

【配料】 何首乌 50 g,鸡肉 500 g,料酒、淀粉、味精、盐、酱油、生油各适量。

【制作和用法】 将何首乌切片,用砂锅文火煮 20~30 min,滤汁备用;将鸡肉洗净切丁放入碗中,加料酒、味精、盐、淀粉搅拌均匀待用。炒锅放油烧热,将鸡丁放入油中余炸后倒入漏勺待用。锅中留少许油,加入鸡丁、料酒、盐、酱油、何首乌片快速翻炒,入味后用湿淀粉勾芡,出锅装盘食用。

【功效】 鸡肉有温中、益气、补虚作用。含有多种营养素,能营养毛母角化细胞和毛母色素细胞,有促进生发、乌发、润肤作用。何首乌能滋补肝肾、乌须发、悦颜色,是乌发美容的佳品。

(三)明目固齿药膳

海带烧豆腐

【配料】 海带 150 g,豆腐 300 g,虾少许,精盐、葱花、姜末、菜油、清汤各适量。

【制作和用法】 将海带用温水泡软涨发后洗净,切成菱形块。豆腐切小丁,下沸水锅中焯一下,捞出沥水。锅置火上,放菜油烧热,下葱花、姜末煸香,随即放入清汤烧开,放入海带烧几分钟,再放入豆腐丁、虾,盖上盖,炖半个小时,海带熟烂后放精盐调味,即可出锅装盘。

【功效】 海带每百克干品含蛋白质 8200 mg,碳水化合物 562 mg,钙 1117 mg,铁 150 mg,磷 216 mg,碘 340 mg 及胡萝卜素、B 族维生素等,还含有较多的氟。

(四)减肥丰胸药膳

婀娜小蛮、潘鬓沈腰向来都是女子追求的完美身材,所以才会有许多女性对减肥药、隆胸手术、抽脂手术趋之若鹜。以下是一些瘦身丰胸的药膳。

1. 红枣莲子木瓜

【配料】 木瓜、红枣、莲子、蜂蜜、冰糖适量。

【制作和用法】 红枣、莲子加适量冰糖,煮熟待用。将木瓜剖开去籽,放入红枣、莲子、蜂蜜、上笼蒸透即可。

【功效】 红枣是调节内分泌、补血养颜的传统食品,红枣配上莲子,有调经益气、滋补身体的作用。木瓜是我国民间的传统丰胸食品,维生素 A 含量极其丰富,而缺乏维生素 A 会妨碍雌激素合成。中医认为木瓜味甘性平,能消食健胃、滋补催乳,对消化不良者也具有食疗作用。木瓜可配牛奶食用,也可以用来制作菜肴或粥食。

木瓜外皮青绿,内瓤橙红,味道甜美,适合所有爱美女性。制作这款药膳时,担心体重增加的女性可以加入元贞糖等无热量甜味剂调味,瘦弱女性可以加入蜜蜂调味。

2. 荷叶茶

【配料】 荷叶 9 g,山楂 9 g,陈皮 9 g。

【制作和用法】 洗净,混合,沸水冲泡。代茶饮,连服 3 个月为一个疗程。

【功效】 理气祛湿减肥。

(五) 增白祛斑药膳

斑症指雀斑、黄褐斑等。雀斑多发生于青少年的面、颈等暴露部位,尤好发于肤色白的女青年,其色泽黧黑,针尖或豆粒大小,形如雀卵,故而得名。其春夏加重,秋冬变淡,病因与遗传、内分泌及日光照射有关,日光照射可使色斑颜色加深。中医认为,本病多为肝郁脾虚、肝肾不足所为,当以补益肝肾、疏肝健脾为治。

1. 胡桃仁芝麻饮

【配料】 胡桃仁 30 g,芝麻 20 g,牛乳、豆浆各 200 mL,白糖适量。

【制作和用法】 将胡桃仁、芝麻研为细末,与牛乳、豆浆混匀,煮沸饮服,白糖调味,分为 2 份,早晚各 1 份,每日 1 剂。

【功效】 可补益虚损、生津润肠、润肤消斑。

2. 茯苓消斑汤

【配料】 白茯苓、白僵蚕、白菊花、丝瓜络各 10 g,珍珠母 20 g,玫瑰花 3 g,红枣 10 枚。

【制作和用法】 上药同置锅中,加清水适量水煎取汁,分为 2 份,饭后饮用,每日 1 剂,连用 7~10 日。

【功效】 可健脾消斑、祛风通络。

自测题

一、填空题

1. 药膳是在_____、_____和_____的指导下,在_____中加入_____或_____配制而成的。

2. 药膳美容的基本特点是_____、_____、_____、_____。

3. 中医药膳美容需以_____为核心,运用_____学说、_____学说、_____学说、_____学说,辨证用膳。

4. 药膳应遵循_____、_____、_____、_____四大原则。

二、选择题

1. 春季使用药膳应注意(　　)。
A. 多用寒凉食品　　　　　　B. 多用温燥食品
C. 多用升清食品　　　　　　D. 多用滋腻食品

2. 不属于药膳美容范畴的是(　　)。
A. 治疗性美容　　　　　　　B. 保健性美容
C. 预防性美容　　　　　　　D. 营养性美容

3. 下列哪项不符合"药食同源"的含义?(　　)
A. 来源相同　　　　　　　　B. 性能相通
C. 能被同一理论指导应用　　D. 毒性相同

4. 食物的四气是指(　　)。
A. 酸、苦、甘、辛　　　　　B. 升、降、浮、沉
C. 寒、热、温、凉　　　　　D. 蛋白质、脂类、矿物质、维生素

(王倩　高彤彤　晏志勇)

主要参考文献

[1] 晏志勇.美容营养学[M].北京:人民卫生出版社,2010.
[2] 晏志勇.美容营养学基础[M].北京:高等教育出版社,2006.
[3] 孙长颢.营养与食品卫生学[M].7版.北京:人民卫生出版社,2012.
[4] 李朝品,陈强谱.临床营养学[M].北京:人民卫生出版社,2009.
[5] 张春元.美容营养学[M].北京:中国中医药出版社,2006.
[6] 林俊华.美容营养学[M].北京:人民卫生出版社,2010.
[7] 杨天鹏.美容营养学[M].北京:北京科学技术出版社,2005.
[8] 贾润红.美容营养学[M].北京:科学出版社,2015.
[9] 王志凡,万巧英.营养与美容保健[M].北京:科学出版社,2017.
[10] 蒋钰,杨金辉.美容营养学[M].2版.北京:科学出版社,2016.
[11] 张金沙.营养与膳食[M].北京:人民卫生出版社,2014.
[12] 吴育红.老年人营养与膳食[M].杭州:浙江大学出版社,2016.
[13] 王东方,曹慧.膳食营养保健与卫生[M].北京:科学出版社,2016.
[14] 王忠福.营养与膳食[M].北京:人民卫生出版社,2015.
[15] 陈锦治,姜新峰,富淑芳.营养与膳食[M].北京:中国医药科技出版社,2013.